医師がすすめる「頸椎エクササイズ」

# 「首の痛み」は自分で治せる

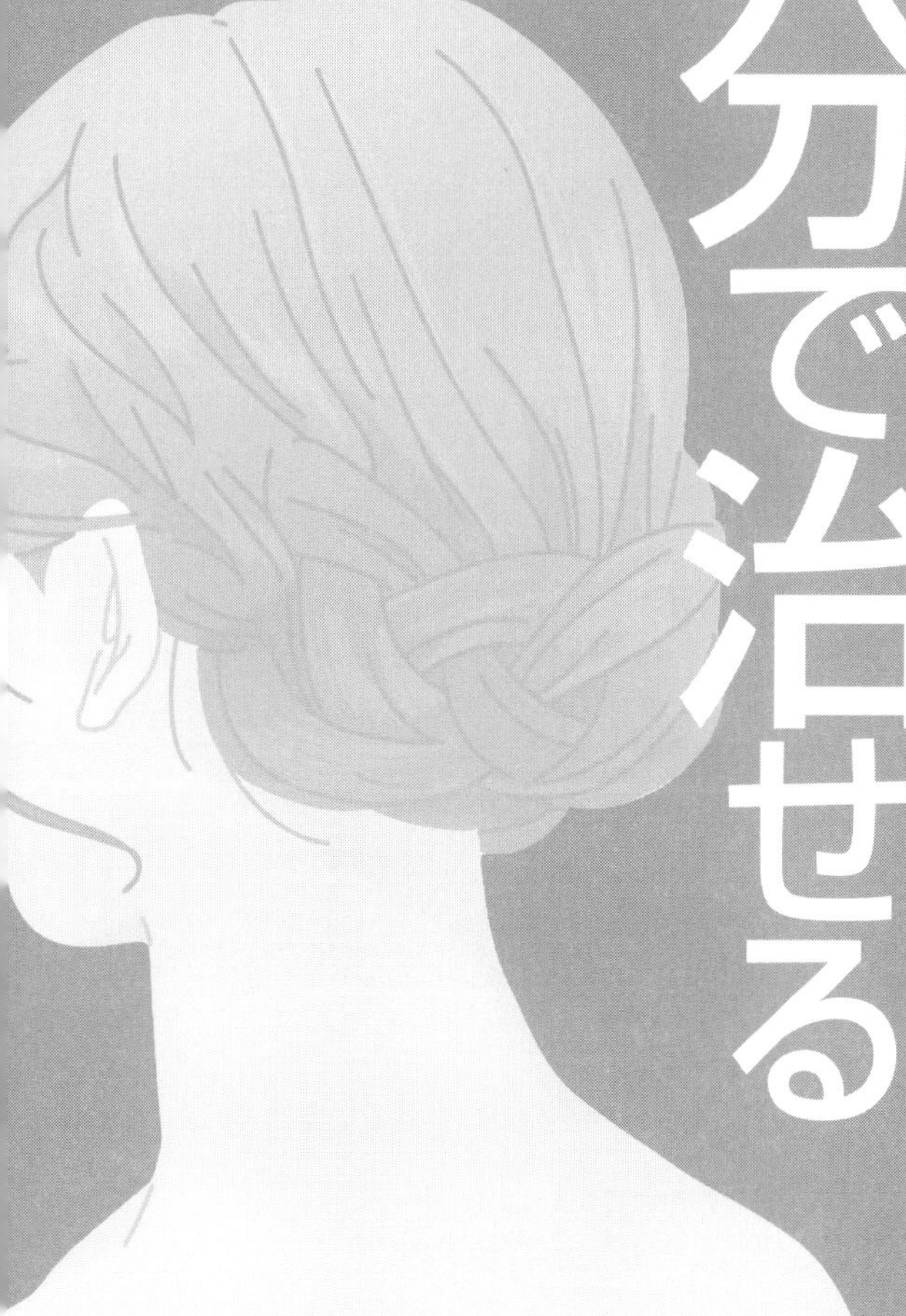

竹谷内医院院長
竹谷内康修 著

ビタミン文庫
マキノ出版

# はじめに――首の痛みは生活習慣病

「背骨を治す人になりたい」

これは、私が幼稚園の卒園アルバムに書いた将来の夢です。

そのとき、「カイロプラクター」という名前が思い出せなくて非常に悔《くや》しかったことを、いまでも覚えています。カイロプラクティックとは、ひとことでいうと、「主に背骨を矯正《きょうせい》してさまざまな症状を改善する治療法」です。幼い私が名前を忘れて書いた「背骨を治す人」は、カイロプラクターの本質を示していたことになります。

幼稚園児が「背骨を治す人」や「カイロプラクター」などと考えるのは不思議に感じられるかもしれませんが、私にとってはごく自然なことでした。というのも、私の祖父と父はカイロプラクターで、私はその治療風景を見ながら育ったからです。

患者さんのつらい症状を父たちがカイロプラクティックで取り除き、感謝される様子も幾度となく見てきたので、「自分もカイロプラクターになってたくさんの人をらくに、元気にしてあげたい」と思うようになったのです。祖父と父だけでなく、伯父もカイロプラクターという環境の中で、小さいころからカイロプラクターをめざすのは、私にとって当然の流れでした。

ただ、日本では、カイロプラクティックの法制化が遅れ、医療の中での位置づけや、カイロプラクターの地位が確立されていません。そこで、まずは整形外科医になって三年ほど臨床を行ったのち、アメリカに留学してカイロプラクティックを学び、カイロプラクターになりました。

あえて少し回り道をしましたが、幼少時からの夢がようやくかなったわけです。ちなみに、私の兄も整形外科医になってからカイロプラクターになるという同じ道を歩んでいます。

カイロプラクティックというと、日本では「ちょっと怪《あや》しい治療」というような印象を持つ人もいるかもしれませんが、それは誤解です。カイロプラクティックは、米国で生まれた手技療法の一種で、WHO（世界保健機関）も認めている国際的な治療法です。現在は約八〇ヵ国に普及し、その半数で法制化されています。米国では、カイロプラクターはドクター・オブ・カイロプラクティックと呼ばれ、医師に近い立場で治療を行っています。

実際のカイロプラクティックでは、丹念に触診《しょくしん》などを行ったうえで、背骨のズレを正したり、硬くなった背骨の動きを回復させたりします。全身を支配する神経の通り道である背骨を矯正することで、体のさまざまな症状を軽減・解消できます。私自身、高校生のころから悩まされていた片頭痛《へんずつう》をいつも父にカイロプラクティックで治してもらっていました。

とりわけ本書のテーマである「首の痛み」には、カイロプラクティックが大きな力を発揮します。基本的に、首の痛みに対しては、対症療法《たいしょうりょうほう》（症状の改善のみを目的とした治療法）しか行っていない現代医療と違って、カイロプラクティックではより根本的な治療ができます。

実際に、整形外科の治療ではよくならない首の痛みが、カイロプラクティックで取れることも多いのです。そんなときは、患者さんに非常に喜んでいただき、「カイロプラクティックを学んでよかった」と心から思います。

ただし、カイロプラクティックは、「施《ほどこ》して終わり」ではありません。症状の発症や悪化をもたらした背骨のゆがみが「なぜ起こったのか、どうやったら起こらなくなるか」も分析して、患者さんにさまざまな指導やアドバイスをします。

このことは、施術《せじゅつ》と同じか、それ以上に大切です。本書の中でくわしく述べていきますが、首の痛みの大部分は、患者さん自身の生活の中で引き起こされているからです。「生活習慣病」というと、一般には糖尿病や高血圧、心臓病などをいいますが、首の痛みもまた生活習慣病としての側面が大きいのです。

だからこそ、患者さん自身の「生活の中で治す」という視点がとても重要になります。本書では、その基本的なノウハウをわかりやすく紹介します。どれもシンプルですが、首の痛みの改善・解消、さらに再発防止に役立ちます。

本書で紹介するセルフケアや生活習慣の工夫は、整形外科などでの治療を受けながら行っていただいてかまいません。というより、そういった治療と、ぜひ併行して行っていただきたいのです。なぜなら、「生活の中で治す」という視点がないまま治療を受け続けるのは、穴のあいた容器で水をくむようなものだからです。

つまり、一方で悪くする習慣を続けながら治療を受けても、「長引くばかりでなかなか改善しない」という事態に陥《おちい》りがちです。患者さんご自身がセルフケアや生活上の工夫を行うことこそ、その穴をふさぐ根本療法になります。

シンプルでありながら効果的な本書のノウハウをとり入れ、ぜひ生活の中で、首の痛みを軽減・解消してください。カイロプラクティックの考え方をいかして生まれた本書のセルフケアとアドバイスが、首の痛みに悩むみなさんの役に立てれば、とてもうれしく思います。

竹谷内《たけやち》康修《やすのぶ》

二〇一四年九月

# 「首の痛み」は自分で治せる　目次



## 第1章　首の痛みはなぜ起こる

## 第2章 首の痛みの治療法とは

第3章
# 首の痛みを自分で治す秘訣

パート1
## 首の痛みや腕のしびれを取る「頸椎エクササイズ」

パート2

## 首にやさしい暮らし方の「生活処方箋」

97

## 第4章 首の痛みを自分で治した体験者の手記

第5章
# もっと知りたい！首の痛みのQ&A



装丁・本文デザイン＝目黒　眞
装画＝川野郁代
写真＝平山法行
本文イラスト＝林　幸
図版作成＝田栗克己

# 第1章

# 首の痛みはなぜ起こる

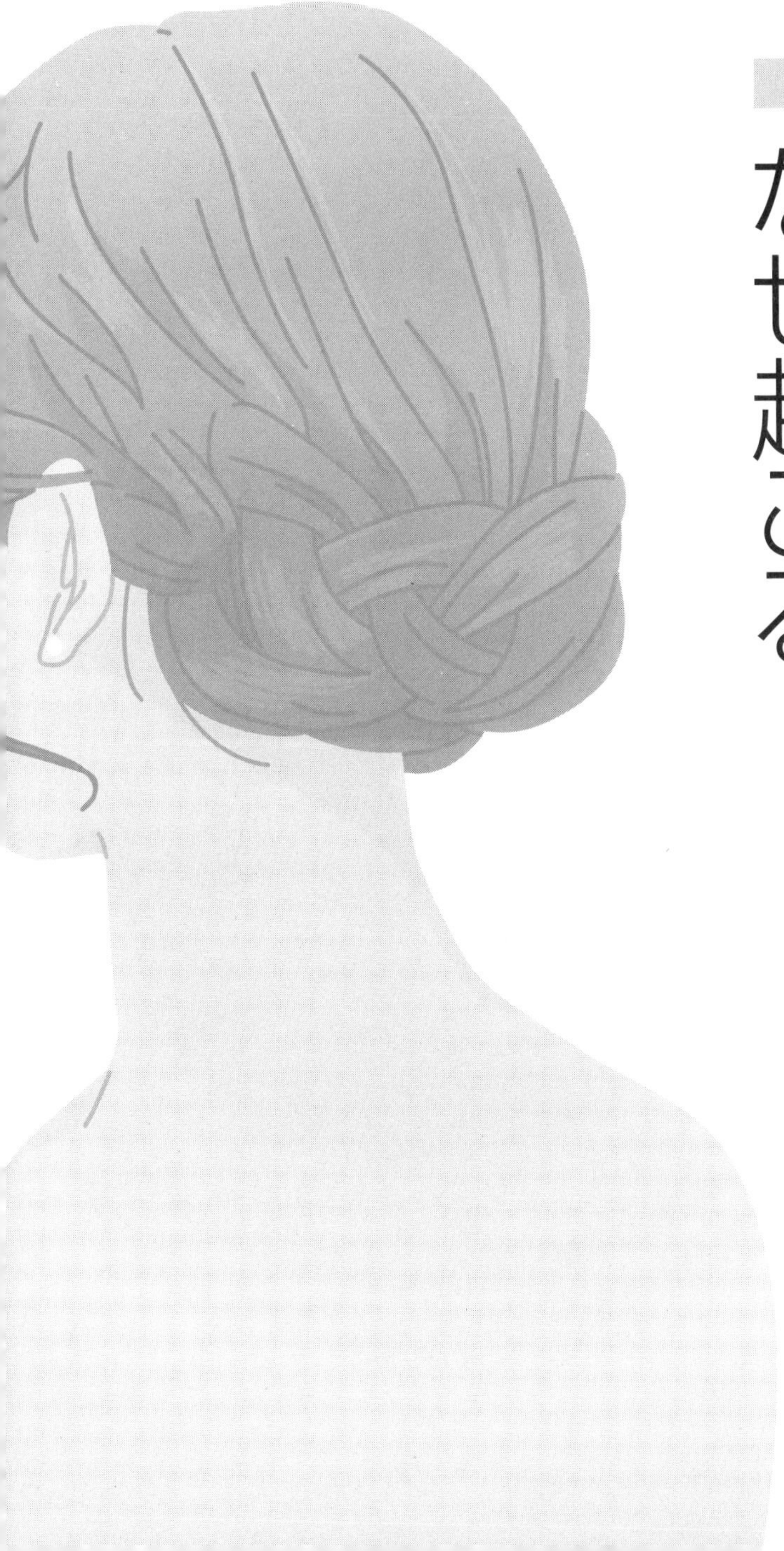

# こんな首の痛みありませんか？

「突っぱり感を伴《ともな》う首の痛みがある」
「首が痛くて動かせない」
「ズキンズキンと首が痛む」
「肩こりがひどくなると首が痛くなる」
「上を向こうとすると首に痛みが走る」

いま、こういったさまざまな首の痛みに悩まされている人がたくさんいます。

多くの場合、最初のうちは突っぱり感だったり、軽い痛みだったりして、一晩寝れば消えていたものが、しだいに消えにくくなって、慢性化していきます。なかには、「寝違え」と呼ばれるような急性の痛みもありますが、これも気づかないうちに首の痛みの原因が積み重なっていて、なんらかのきっかけで表面化する場合が多いのです。

このように、徐々に慢性化してきた首の痛みや、ある一定のところまで原因が積み重なって出てきた首の痛みは、簡単には元に戻らなくなります。そして、さらに悪化していくと、病気によっては腕のしびれや痛みを伴ったり、足や、膀胱《ぼうこう》、直腸《ちょくちょう》（肛門《こうもん》の内側に位置する腸の最後の部分）などの内臓にまで症状が出てきたりすることもあります。

首の痛みは、腰痛やひざ痛に比べると、メディアに取り上げられる機会がそれほど多くありません。しかし、実は、首の痛みに悩んでいる現代人はかなり多く、「予備群」はその何倍もいて、近年、増加傾向にあると考えられます（くわしくは後述）。

悪化したときのつらさや対処のむずかしさから考えると、首の痛みは腰痛やひざ痛以上にあなどれません。さらに、いったん起こると、「なかなかよくならない」「治療を続けているのに、腕にまで症状が出てきた」という悩みにつながりやすいのも首の痛みの特徴です。

治療を受けていても思うように改善しないので、どうしたらよいかわからずに、医療機関を転々としたり、あきらめて耐えたりしている人も少なくないようです。

そういう人には、ぜひこのようにお伝えしたいと思います。

「決してあきらめないでください。首の痛みについて正しく理解し、適切なケアをすれば、首の痛みの大部分は改善・解消できます」と。

「はじめに」でふれたとおり、私は整形外科医であり、カイロプラクターでもあります。その二つの視点を持つことで、首の痛みの根本的な治療法にたどり着くことができました。

本書では、これをベースに、患者さんがご自分でできる効果的な首の痛みのケア方法を紹介します。その具体的なやり方は第3章で紹介してありますので、お急ぎの人は第3章からお読みいただいてもけっこうです。

本章では、まず、首の痛みについて正しく理解していただくための基礎知識を述べることにしましょう。第3章のやり方は、本章でお話しすることがもとになって出来上がっています。先に第3章からお読みになる人も、いずれは本章の内容に目を通していただければ、適切なケアを続けるモチベーション（動機づけ）につながるでしょう。

## 首の痛みで整形外科を受診すると……

「どうも近ごろ、首が痛い」

「すぐ治ると思った首の痛みがなかなか取れない」

そんなとき、多くの人は整形外科に行くでしょう。

そこでは、どのような診療が行われるでしょうか。もちろん、実際の診療風景は、医師や医療機関によってさまざまですが、一般的な例をあげてみましょう。

「先生、首が痛いのですが……」

「いつから、どう痛むのですか」

「一ヵ月くらい前から痛むようになって、すぐ治ると思ったのですが、治らなくて、逆にひどくなってきたのです」

「腕のほうに響きますか」

「いいえ、腕はなんともありません」

「まずレントゲンを撮ってみましょう」

たいていは、このようなやりとりで、X線写真を撮ることになります。

その結果、とくに異常が見つからなければ、

「異常はないですね。薬を飲めば大丈夫ですよ」

などといわれるでしょう。

この場合の薬は、いわゆる「痛み止め（鎮痛薬《ちんつうやく》）」が中心になります。これで痛みが取れる人も多いのですが、なかには鎮痛薬が思うように効かないケースもあります。

一方、X線検査でなんらかの異常が見つかった場合はどうでしょうか。

首の骨は、背骨の他の部分と同じく、「椎骨《ついこつ》」という骨がつながってできています。首の部分の七個の椎骨を「頸椎《けいつい》」といいます。椎骨同士の間には、クッション役をしている「椎間板《ついかんばん》」がはさまっています。

## 頸椎の位置と構造

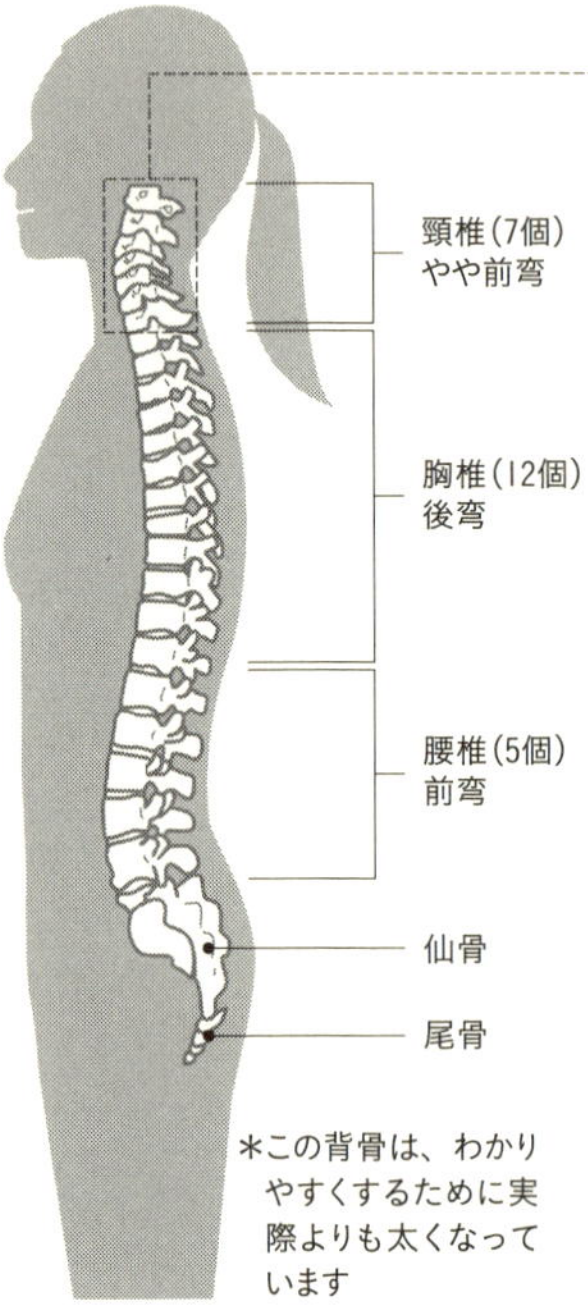


*この背骨は、わかりやすくするために実際よりも太くなっています

背骨は椎骨の連なりでできており、上から、7個の頸椎、12個の胸椎、5個の腰椎、仙骨、尾骨からなる。頸椎はやや前弯、胸椎は後弯、腰椎は前弯しているのが正しい形

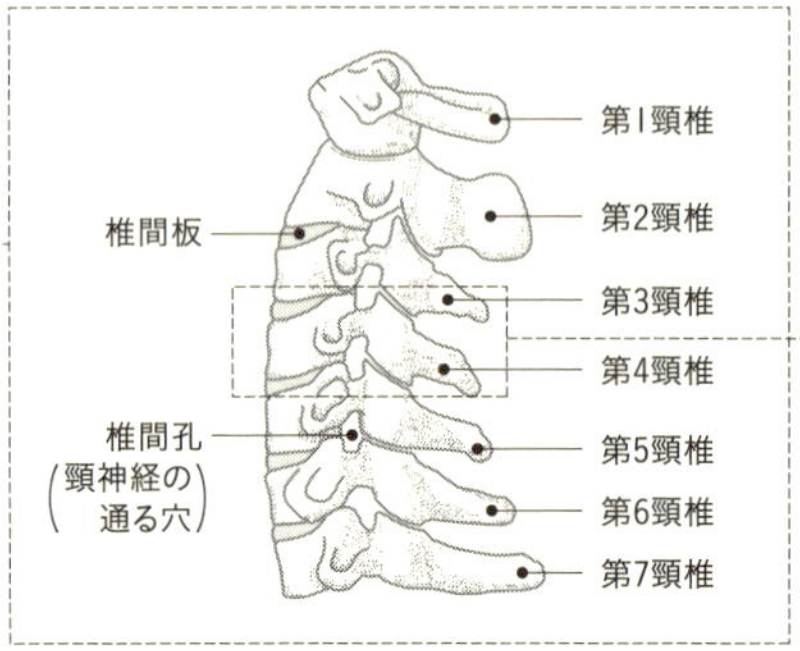


頸椎は上から順に第1〜第7頸椎と呼ばれる。第1・2頸椎は特殊な形。第3頸椎以下は細部や大きさは異なるが下の図のような形で、基本構造は胸椎や腰椎と同じ

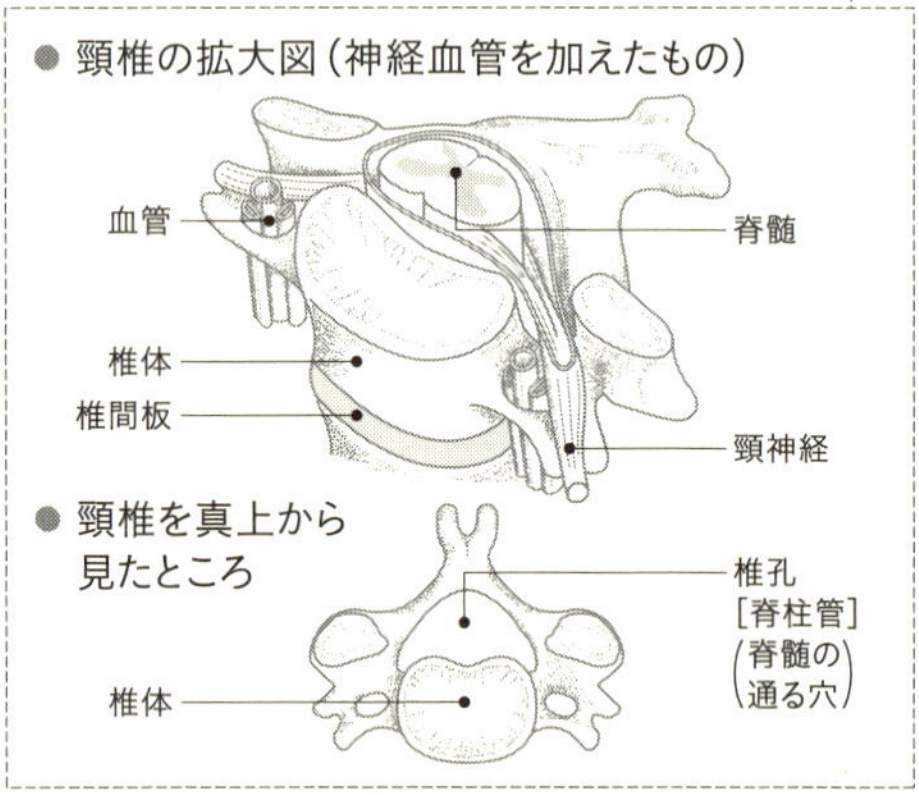


頸椎の真ん中には椎孔という穴があいており、それが連なってできるトンネル(脊柱管)の中を脊髄が通っている。一方、頸椎が連なってできる左右後方の穴(椎間孔)からは、脊髄から枝分かれした頸神経(脊髄神経)が通っている

X線検査で見つかることが多いのは、椎間板が薄くなって頸椎同士の間が狭くなっているとか、頸椎の一部が変形してトゲのように出っぱっているなどの異常です。こういった異常が見つかれば、

「首の骨同士の間が狭くなっていますね。これが原因でしょう」

「骨にトゲができているから痛むのです」

というような説明になるでしょう。病名をいうタイプの医師であれば、ここで「頸椎症《けいついしょう》」という言葉を口にするかもしれません。頸椎症とは、頸椎の変性がもとになって起こる病気です（くわしくは後述）。

患者さんが一定の年齢以上であれば、「老化現象ですね」といわれる場合もあるでしょう。頸椎症は、加齢が主要な原因となって起こるからです。

あるいは、頸椎全体の形が問題になることもあり得ます。健康な頸椎には若干のカーブがあり、やや前弯《ぜんわん》（丸みが前に向かう形でカーブしていること）になっているのが正しい形ですが、その弯曲がなくなって真っすぐになっている状態を「ストレートネック」と呼びます。これが見つかれば、

「首の骨の形がよくない。真っすぐになっていますね」

「ストレートネックだから痛いのですよ」

## 正常な頸椎とストレートネックの違い

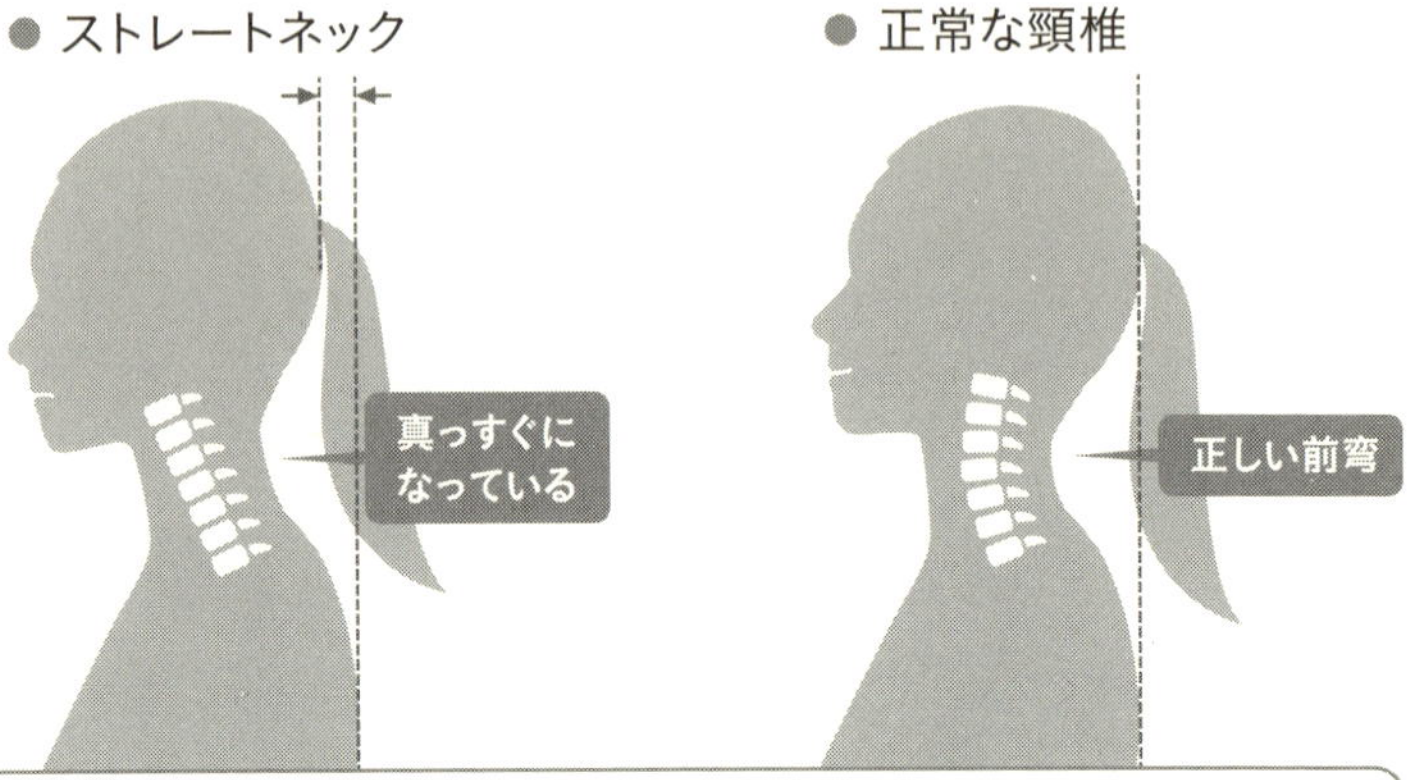


正しい前弯が失われ、頸椎が真っすぐになっているのがストレートネック。頭が前に出ることによって起こる

などといわれたりするでしょう。

ただし、このように原因らしき異常を指摘されたとしても、「では、それに対してどうすればよいのか」が明確に示されることはほとんどありません。親切な医師であれば、「姿勢に気をつけてくださいね」というようなアドバイスくらいはくれるかもしれませんが、具体的にどう気をつければよいかは、患者さんにはまずわからないでしょう。

けっきょく、原因らしきものが見つかった場合でも、整形外科で受けられる治療は、痛み止めの薬が中心になります。

痛み止めの薬の投与は、痛みを取ることだけを考えるなら、すぐれた治療法です。痛みで眠れないとか、仕事ができないとかといった悩みを抱える患者さんが、それによって救われる場合も多いので、これはこれで大切な治療です。

しかし、整形外科で受けられる治療のほとんどは、痛みという症状を取る「対症療法《たいしょうりょうほう》（症状の改善のみを目的とした治療法）」であって、病気の根本に働きかけているわけではありません。患者さんとしては、そのことをよく知っておく必要があります。

## 首の痛みを起こす病気は「ひとつながり」

そもそも首の痛みは、どんな原因から起こるのでしょうか。

外傷や腫瘍《しゅよう》などの特殊な病気を別にすると、首の痛みを起こす原因は、広い意味の「頸椎症」にほぼ限られます。ただし、頸椎症という言葉の使われ方には幅があって、広い意味では頸椎とその周囲の異常や症状の全般を指します。狭い意味では、主に加齢に伴う頸椎の変形や変性を指します。

頸椎は重い頭を支えているために、加齢とともに変化が起こりやすい部分です。たとえば、背骨の主要部分をなす椎体《ついたい》や椎骨をつないでいる小さな関節に変形が起こったり、骨棘《こつきょく》と呼ばれるトゲができたり、頸椎をつないでいる靱帯《じんたい》が肥厚《ひこう》（分厚くなること）したり、椎骨の間にある椎間板が薄くなったりします。加齢とともに起こるこうした変化を、医学的には「退行変性《たいこうへんせい》」といいます。

退行変性は、加齢によるものではありますが、たとえば姿勢が悪くて頸椎に大きな負荷《ふか》がかかっていると、よりいっそう早く進行します。ですから、「年のせいだからしようがない」というわけではなく、できる対策はいろいろあるのです。

「頸椎症」については、このように広い意味や狭い意味があってちょっとややこしいのですが、本書の内容をわかっていただくうえで重要なキーワードですから、次のように覚えておいてください。

「広い意味の頸椎症」は、首の骨とその周囲も含んだ異常全般を指す言葉です。

「狭い意味の頸椎症」は、首の骨の主に加齢に伴う変化（退行変性）で起こる病気を指します。

なお、頸椎症は「頸部脊椎症《けいぶせきついしょう》」と呼ばれることもあります。また、加齢に伴う頸椎の変形が大きい場合は、頸椎症をとくに「変形性頸椎症」と呼ぶこともあります。

本書ではここから先、とくに断りなく「頸椎症」という場合は、広い意味の頸椎症を指すことにします。

広い意味の頸椎症には、数種の病気が含まれます。「頸椎症」というと、言葉の響きとして重症の病気のように感じられるかもしれませんが、そのなかには、ごく軽症のものから重症のものまですべて含まれます。

それらは、別々の名前がついていますが、実態はひとつながりになっています。つまり、それぞれまったく別のしくみで起こるものではなく、お互いにつながっており、悪化すると次の段階の病気が起こっていくのです。

ところで、「連続体」を意味する「スペクトラム」という言葉があります。たとえば、虹の色は七色あるとされますが、クッキリと七つに別れているわけではなく、赤から徐々に橙《だいだい》をへて黄色に変わり、さらに緑、青と、中間色をはさみながら連続的に変わっていきます。このようにつながりながら変化していくのがスペクトラムで、病気にも連続的に変わっていくものがたくさんあります。

ここで連続性のある病気の例を考えてみましょう。コレステロールや中性脂肪《ちゅうせいしぼう》が過剰な脂質《ししつ》異常症《いじょうしょう》（高脂血症《こうしけっしょう》）は、長い期間に及ぶと、心臓の血管を細くして、やがて狭心症《きょうしんしょう》（心臓の血液が不足して起こる病気）を引き起こすことがあります。狭心症がさらに悪化すると、血管が完全につまり、心筋梗塞《しんきんこうそく》（心臓の血管がつまって起こる病気）になります。狭心症も心筋梗塞も、脂質異常症をもとにした同系統の血管の病気で、連続的に変化する病気のスペクトラムの一つといえます。

首の痛みを起こす病気は、軽症から重症まで別々の病名がついてはいますが、それはいわば「頸椎症スペクトラム」というべきもので、基本的には同じメカニズムから生じているのです。

その最初の段階は、実はたいへん多くの人が経験している身近な症状です。

なんだと思いますか。

それは「肩こり」です。

## 首の痛みの入り口は「肩こり」

「こり」とは、筋肉が緊張して硬さやこわばりが持続している状態を指します。一般的に、「こり」と「痛み」は別のものだと思われていますが、こりが高じると痛みが起こることからもわかるように、両者は密接な関係にあります。

多くの人は、肩こりは病気ではなく、取るに足りない日常的な症状ととらえているのではないでしょうか。確かに、「肩こり」は医学的な病名ではないのですが、その実態は、決して軽く見てよいものではありません。

それどころか、肩こりは広い意味の頸椎症の始まりで、いわば「首の痛みの入り口」にあたる症状です。頸椎症スペクトラムを先ほどの虹にたとえるなら、最初の赤色は「肩こり」なのです。

## 頸椎症スペクトラム

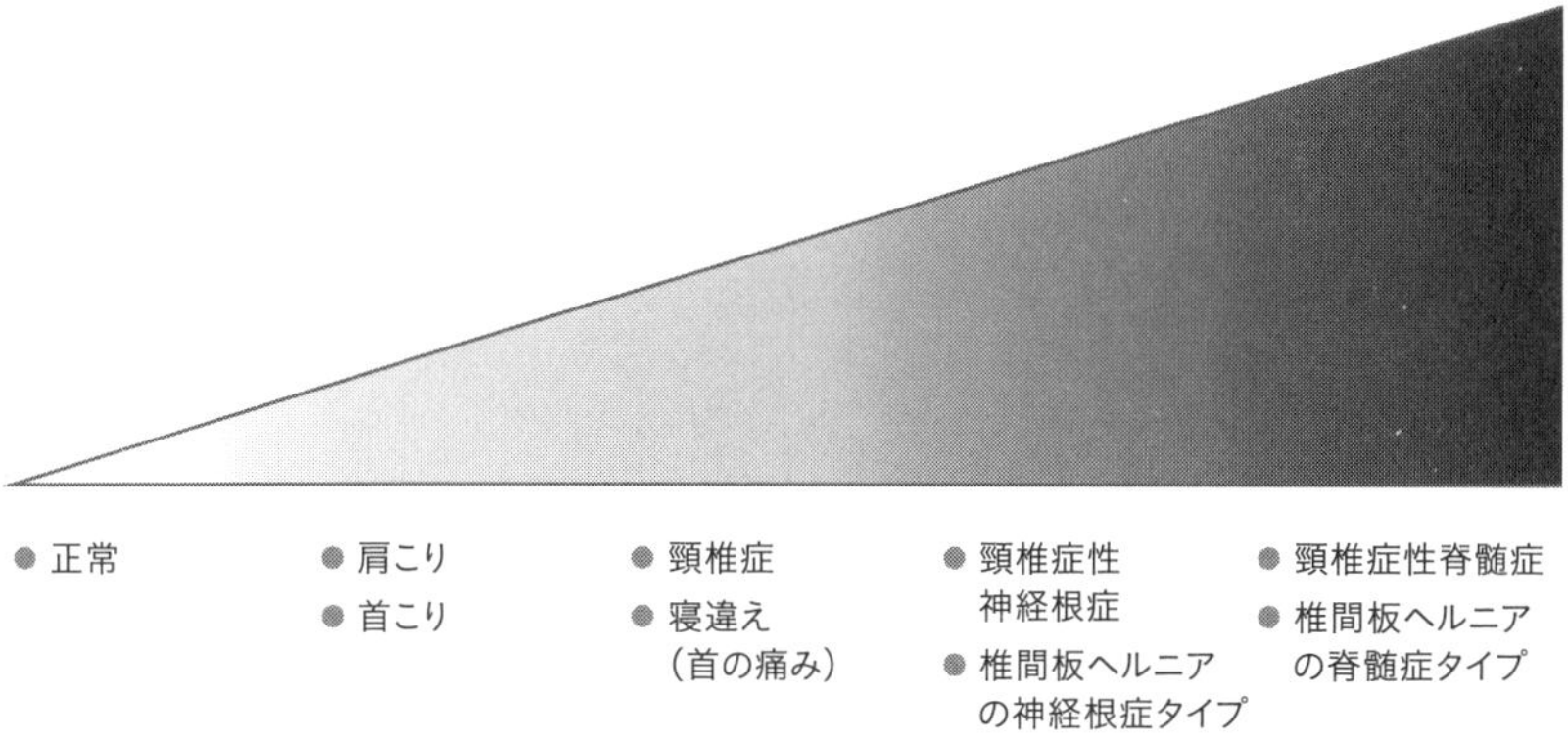


一見、別の不調や病気に見えるこれらは、実はひとつながりのもの

なお、実際の肩こりは、文字どおりの肩のこりだけでなく、首から肩にかけて、さらに肩甲《けんこう》骨《こつ》（背中の上部で左右にある三角形の大きな骨）付近を含めた広い範囲がこります。ここでいう肩こりは、そういった広い範囲のこりを意味すると思ってください（25ページの上の図を参照）。

　厚生労働省で行っている「国民生活基礎調査」では、症状別の有訴者率《ゆうそしゃりつ》（自覚症状を訴える人の割合）を調べています。それによると、男性では第一位が腰痛で二位が肩こり、女性では一位が肩こりで二位が腰痛となっています（二〇一〇年調査）。

　これは、広い意味での頸椎症が、腰痛と並んで一〜二位を占めているといい換えることもできます。同時に、首の痛みを起こす予備群が、非常に多く存在することを意味しています。しかも、平成十年と比べて、近年、肩こりを訴える人は増加する傾向にあります（左ページの下の図を参照）。

肩こりが増加している原因としては、ここ数十年で、車や電車をはじめとした便利な移動手段の普及により、「歩かない生活」になってきたことが考えられます。さらに、ここ十数年で起こったパソコンの普及などにより、長時間、同一の姿勢をとる「動かない生活」になったことも考えられます。極端にいえば、人間が「動物」から「静物」に近づいていることが、肩こりの増加の原因と考えられるのです。

とくに、座り続けて動かない生活様式は、近年、「セデンタリーライフスタイル」と呼ばれて注目を集めています。ＷＨＯ（世界保健機関）では、セデンタリーライフスタイルが病気のリスクを高めると警告しています。セデンタリー（sedentary）は、「いつも座っていてほとんど体を動かさない」という意味の英単語です。そういう生活は、糖尿病や心臓病をはじめとした生活習慣病などと並んで、首の痛みのリスクも高めることを、ぜひ知っていただきたいと思います。

そのほかに肩こりがふえているのには、精神的には緊張を強《し》いられる場面が多くなったことなど、現代人の多くに当てはまる社会的要因が深くかかわっていると考えられます。

ここで、肩こりが起こるときの体の変化について簡単に説明しましょう。

肩こりがある人は、首や肩が張って、肩が上がっています。肩がこるのは、何かに夢中になっ

## 肩こりの起こる範囲

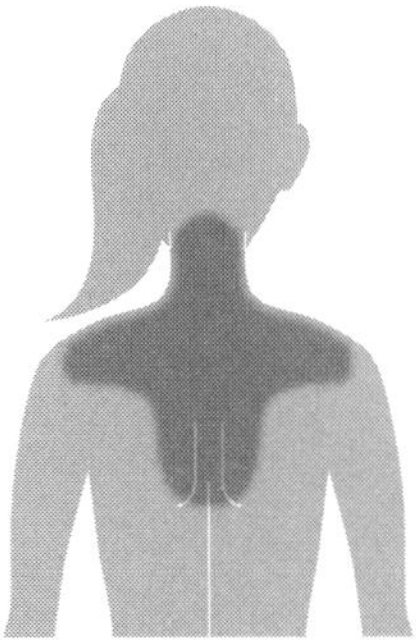

首から肩にかけて、さらに肩甲骨付近を含めた広い範囲がこる

## 肩こりの有訴者率

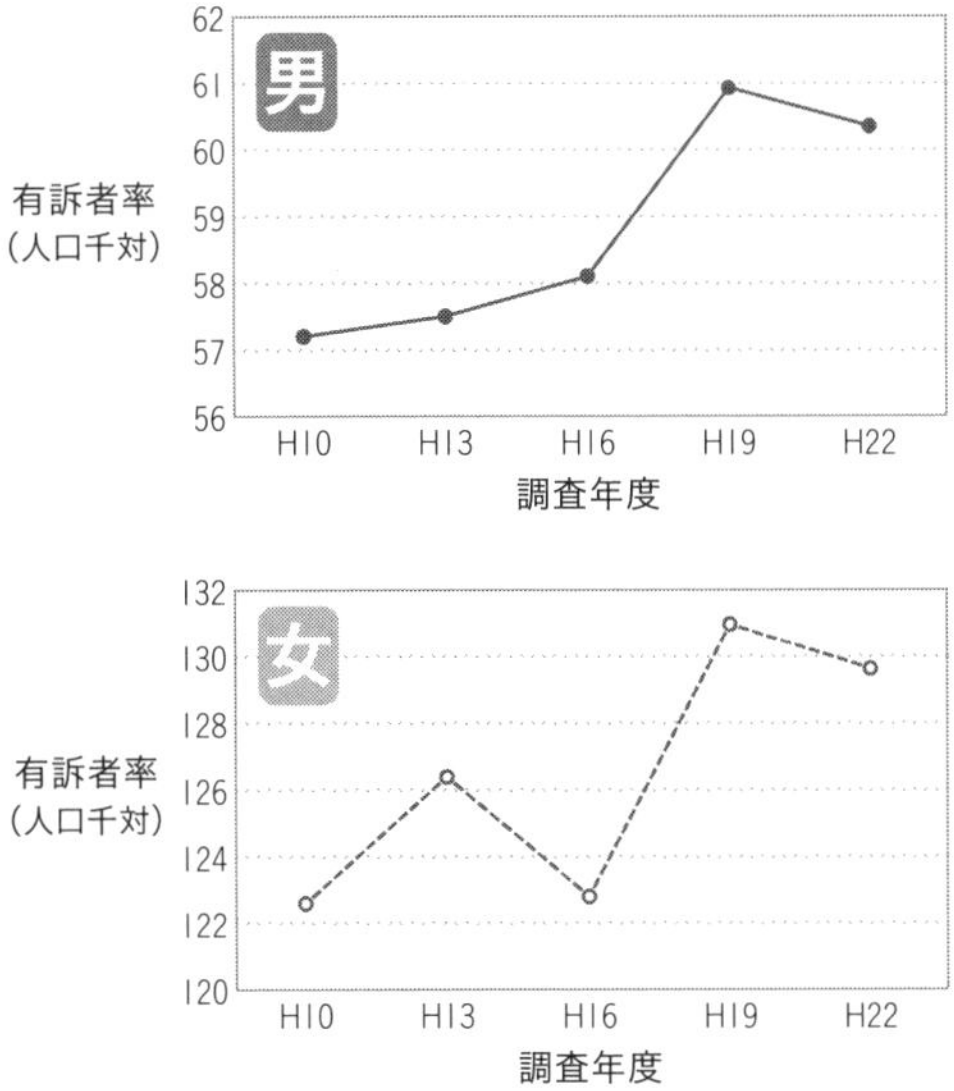

て取り組んだり、フォーマルな場に出たりするときですが、そのようなときには、自然と肩が上がります。肩が上がったときは、後頭部から肩甲骨にかけて広がっている上部《じょうぶ》僧帽筋《そうぼうきん》と肩甲挙《けんこうきょ》筋《きん》が縮み、肩甲骨を持ち上げて、それによって肩が上がるのです。

また、肩こりの人は、たいていネコ背で肩が前に出た姿勢になっています。肩が前に出ると、その力に引っぱられて肩甲骨が左右に広がります。さらに、肩が前に突き出て、胸筋《きょうきん》（大胸筋と小胸筋）が縮んで固まります。

肩こりを解消するには、このような体の変化を元に戻す必要があります。具体的な方法は第3章で説明します。

## 寝違えの正体は頸椎症だった

頸椎症の入り口である肩こりを放置して悪化させると、前述した「頸椎症スペクトラム」の第二段階に進行していきます。やがて「狭い意味の頸椎症」が見られるようになってきます。つまり、頸椎に変形やトゲが現れるようになったり、椎間板が薄くなったりし始めるのです。

もっとも、たまたま撮ったX線写真で、頸椎のトゲや椎間板の変性が確認されても、自覚症状

## 頸椎症で見られる骨の変形など

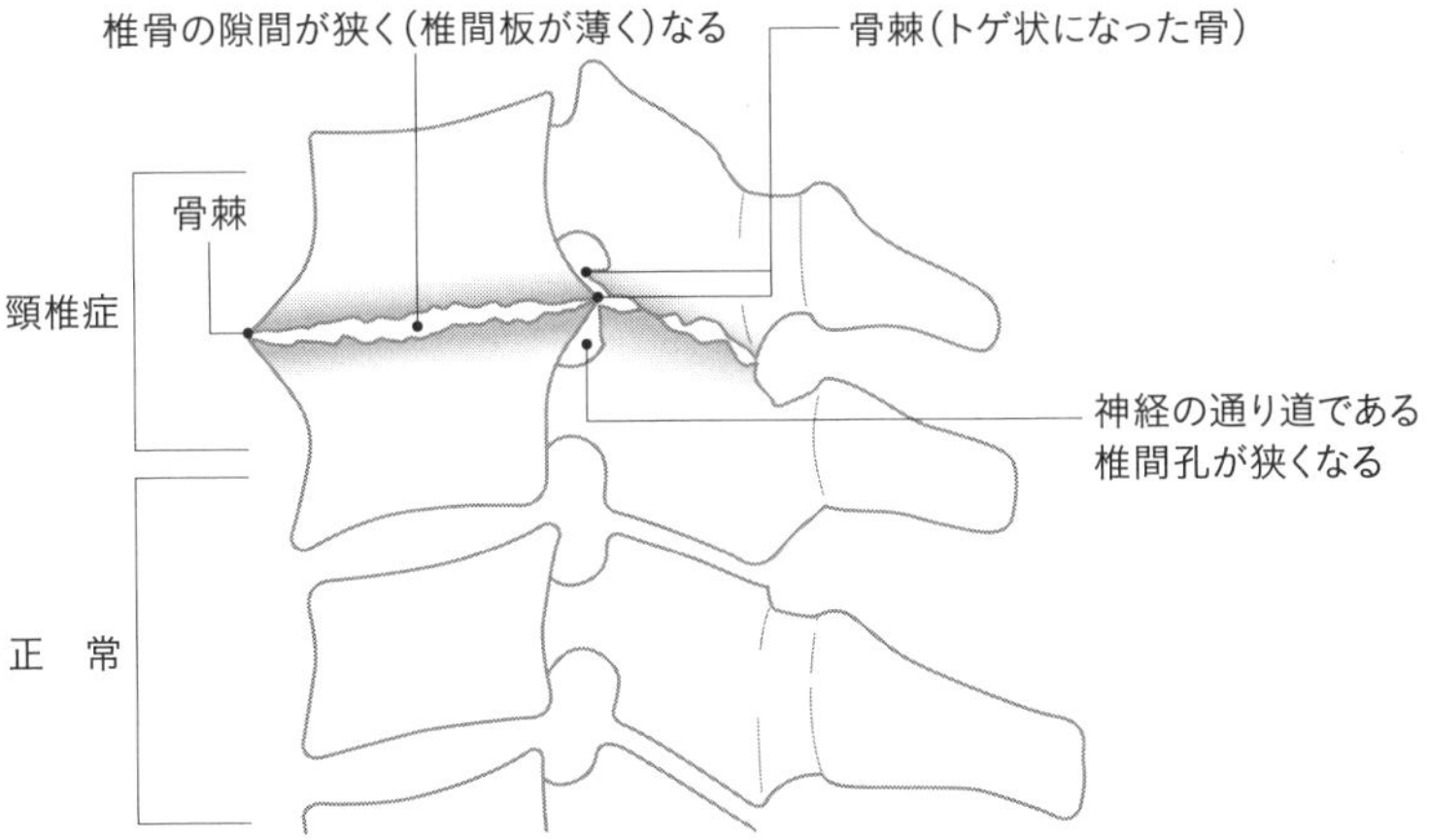


狭い意味の頸椎症が起こってくると、頸椎が変形するとともに、トゲ状の骨（骨棘）などが生じてくる。頸椎同士の隙間が狭くなり、そこにある椎間板は薄くなる。それらによって、神経の通り道である椎間孔も狭くなってくる

に直結するとは限りません。

しかし、その時点で痛みを起こしていなくても、放置して悪化すれば痛み始める可能性があるので、早めにケアすることが望ましいのです。

肩こりを放置すると、急に首が痛くなって動かせなくなることがあります。いわゆる「寝違え」です。寝違えを頻繁《ひんぱん》に起こしている患者さんにきくと、たいてい肩こりを長年患《わずら》っています。

急に起こる首の痛みといえば、寝違えが有名ですが、急な首の痛みは、寝ていないとき、すなわち、日中でもしばしば起こります。

下を向こうと頭を下げたり、ふと振

り向いたり、あるいはちょっと力を入れて物を持ち上げたりしたときに、ギクッと急に首が痛んだことはないでしょうか。これが日中に起こる寝違えのパターンで、寝違えというより「ギックリ腰」ならぬ「ギックリ首」といったほうが実態に近いかもしれません。

首の動きに伴って急に痛くなることも多いのですが、一方で、首を動かしていないのに急に首が痛くなることもあります。

寝違えは、「いつでも起こりうる」というところがポイントです。なぜそういうことになるかというと、動作などきっかけと思われるものが悪いわけではなく、基盤にある肩のこりが首を徐々に悪化させ、日常生活に対応しきれなくなって起こるからです。

首の痛みを訴える患者さんがみえると、よく「昨日、こんなふうに首を動かして痛めたのです」などと説明してくれます。私からも、「痛みはいつからですか。何かきっかけがありますか」とたずねるのですが、その動作自体に問題があると思われるケースはあまりありません。

ですから、私は日ごろの診療で、患者さんのおっしゃる「首の痛みのきっかけ」は参考として聞くにとどめ、その背後にある原因を探っていくようにしています。

## 進行して神経のつけ根が圧迫されると……

さて、頸椎症スペクトラムの第三段階になると、「頸椎症性神経根症《けいついしょうせいしんけいこんしょう》」などが起こってきます。一気に長くてむずかしい病名になりましたが、首の痛みを理解するには重要な部分ですので、もうしばらくおつきあいください。

病名は長いのですが、漢字を「頸椎症性」と「神経根症」に分解すると意味がわかります。頸椎症性神経根症とは、「首の骨になんらかの異常があって、そこから出ている神経のつけ根が圧迫され、症状が出ている」という意味です。

頸椎の中央には、縦向きに大きな穴（椎孔《ついこう》）があいています。これが連なることで、縦のトンネル（脊柱管《せきちゅうかん》）ができます。その中に、脳と並ぶ中枢神経《ちゅうすうしんけい》（全神経の統合や支配を受け持つ神経器官）である脊髄《せきずい》が通っています。脊髄は、道路にたとえると、ど真ん中を通るメインストリートです。

脊髄からは、左右に神経（脊髄神経）が枝分かれして、体のさまざまな部位に到達しています。道路にたとえると、メインストリートから枝分かれして各地域に到達する細い道路にあたります。メインストリートから、この細い道路が枝分かれする部分で、いわば道路が狭くなっているのが頸椎症性神経根症です。

頸椎を縦に積み重ねると、構造上、左右両脇に転々と穴（椎間孔《ついかんこう》）があきます。脊髄から枝分かれした神経は、この穴を通って出てきて、体の各部位に到達しているのです。

ところが、この穴は、頸椎同士の間が短くなったり、頸椎にトゲができたり、頸椎の靱帯が肥厚したりすると、狭くなります。その結果、脊髄から枝分かれした神経のつけ根（神経根）が圧迫されて、頸椎症性神経根症が起こるのです。

頸椎症性神経根症では、首の痛みや重苦しい感じに加え、腕や手の痛み・しびれが起こってきます。もう少しくわしくいうと、腕はケースによって痛んだりしびれたりしますが、手の場合はしびれが主体になります。腕のどのあたりまで症状が出るか、さらに手まで症状が出るかどうかは、人によりケースによってさまざまです。多くの場合は、左右一方の腕や手に症状が出ますが、まれに左右両方に出る人もいます。

首の痛みとともにこうした腕や手の症状が出る場合が多いのですが、なかには首の痛みはないか、ごく軽く、腕や手の症状が主体になっている人もいます。この場合、原因が首にあると気がつかずに、患者さんが腕や手の病気だと思い込んでいることもあります。

逆に、頸椎の異常から起こっているわけではないのに、頸椎症性神経根症と紛《まぎ》らわしい腕のし

## 頸椎症性神経根症

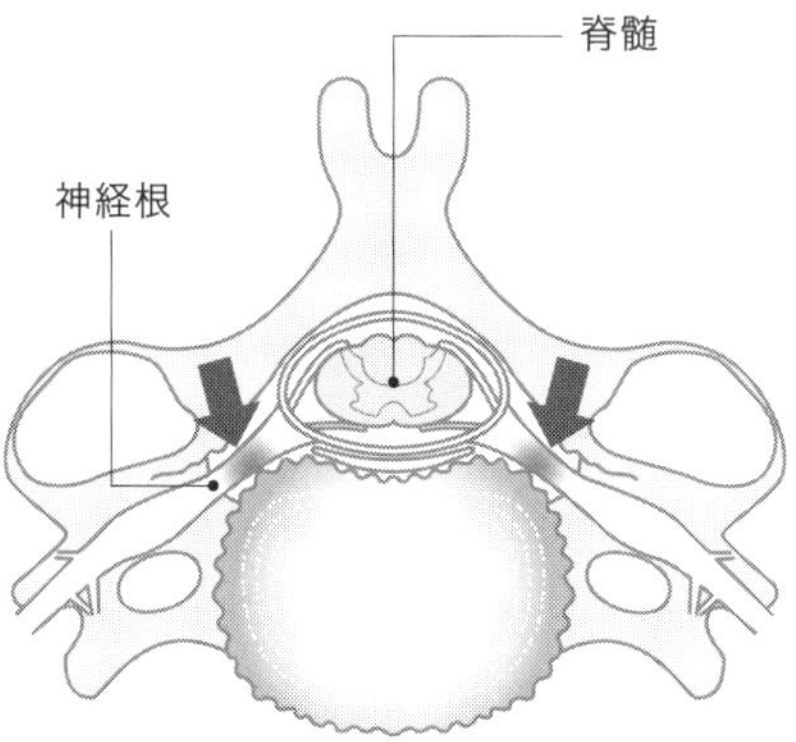


骨棘などによって椎間孔が狭くなり、矢印の部分で神経根が圧迫されて腕の痛みやしびれが起こる

びれや痛みを起こす病気もあります（くわしくは164ページを参照）。気になる腕の症状があったら、まずは整形外科を受診して原因をきちんと調べてもらいましょう。

一方、頸椎症性神経根症とは起こり方が少し違うものの、同様の症状が出る場合があるのが「頸椎椎間板ヘルニア」です。椎間板ヘルニアというと、腰痛の原因としてご存じの人が多いかもしれません。

椎間板は、椎骨の間でクッション役をしている組織です。この椎間板が後方に飛び出すのが椎間板ヘルニアです。これは、腰椎にも頸椎にも見られ、飛び出した椎間板が神経を圧迫すると、痛みやしびれを起こします。

頸椎の場合、頸椎椎間板ヘルニアで飛び出した椎間板が、左右後方にある椎間孔付近を圧迫

## 頸椎と全身の関係を示すデルマトーム

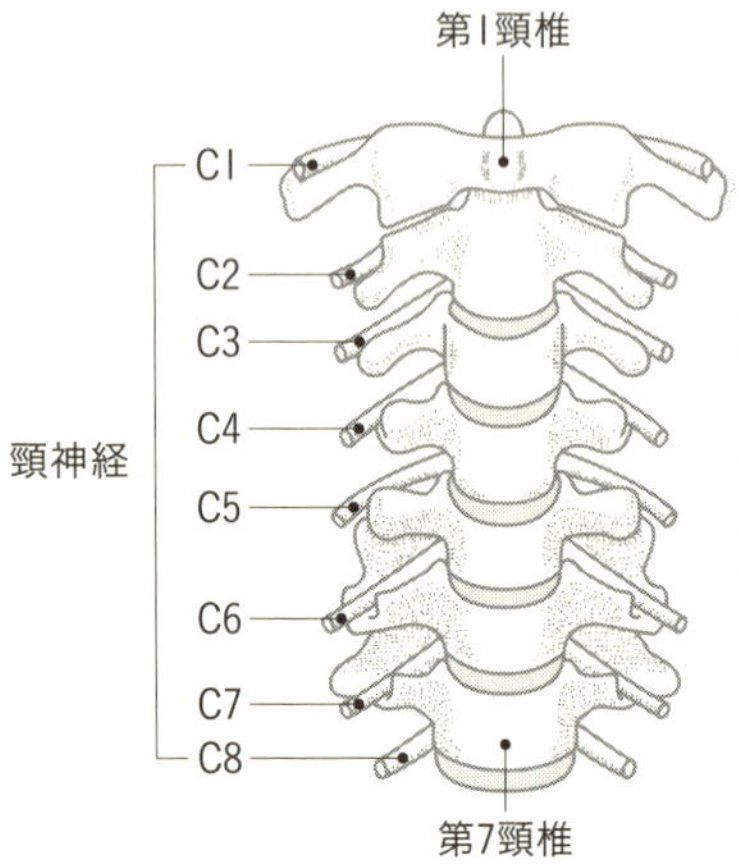


各椎骨の間から出る頸神経は、後頭骨と第1頸椎の間から出るもの＝C1、第1・2頸椎の間から出るもの＝C2 …と順に名づけられ、第7頸椎と第1胸椎の間から出るものをC8、第1・2胸椎の間から出るものをT1とする。それぞれの神経が圧迫された場合に、痛みやしびれが生じる部位は図のように分布している。これをデルマトームという

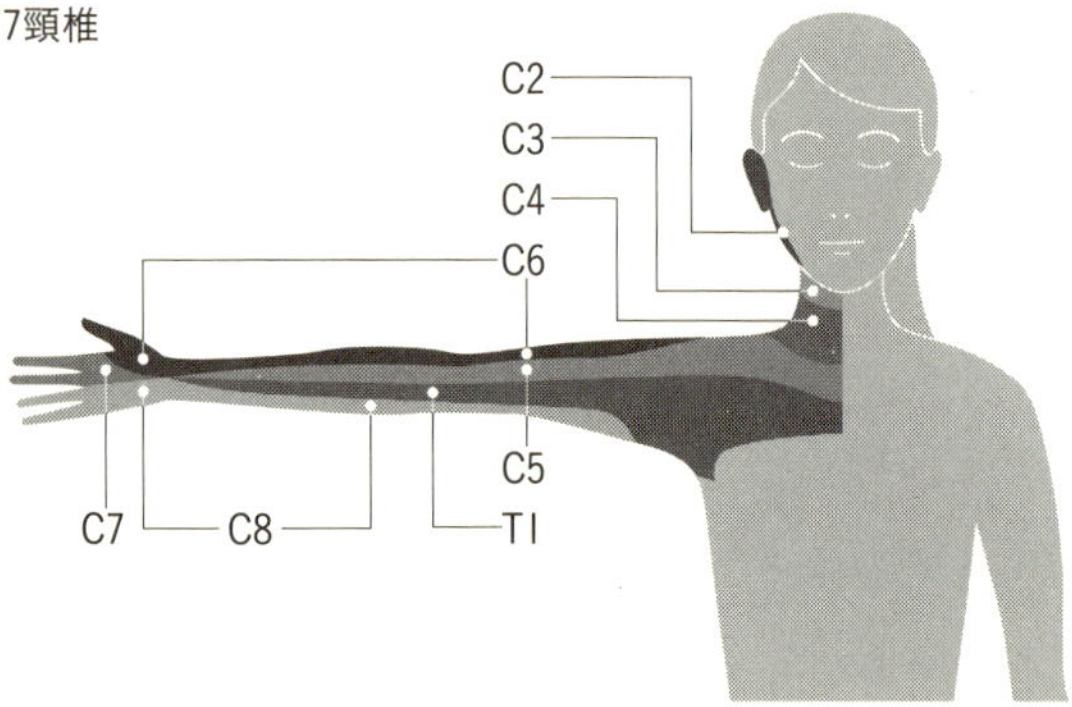


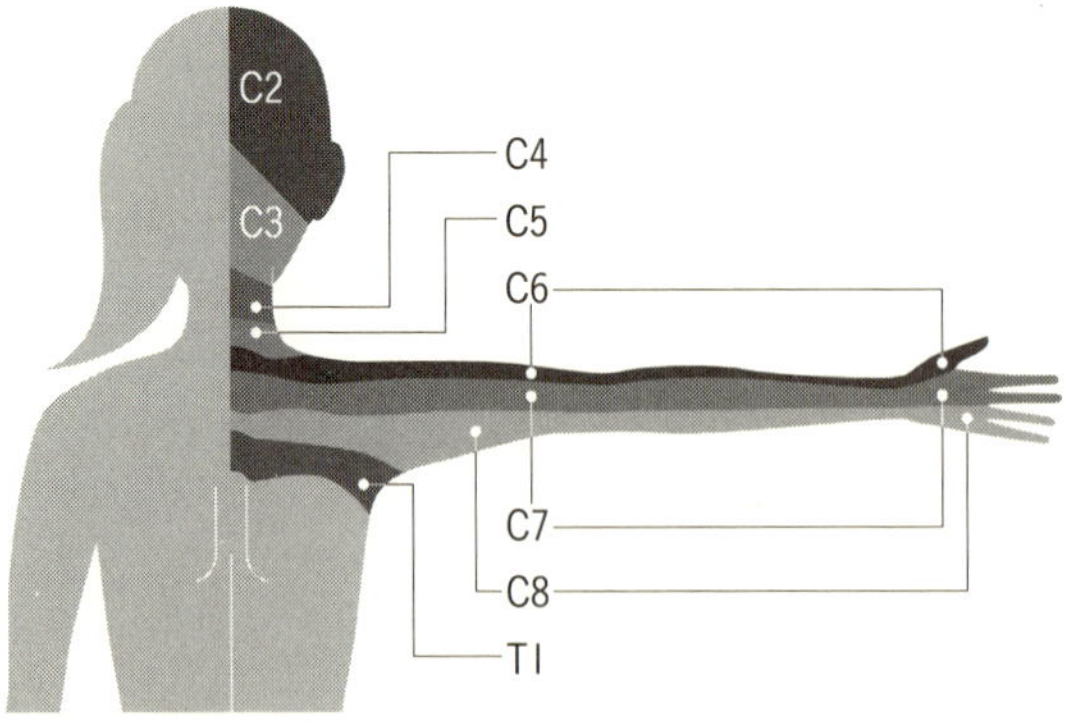

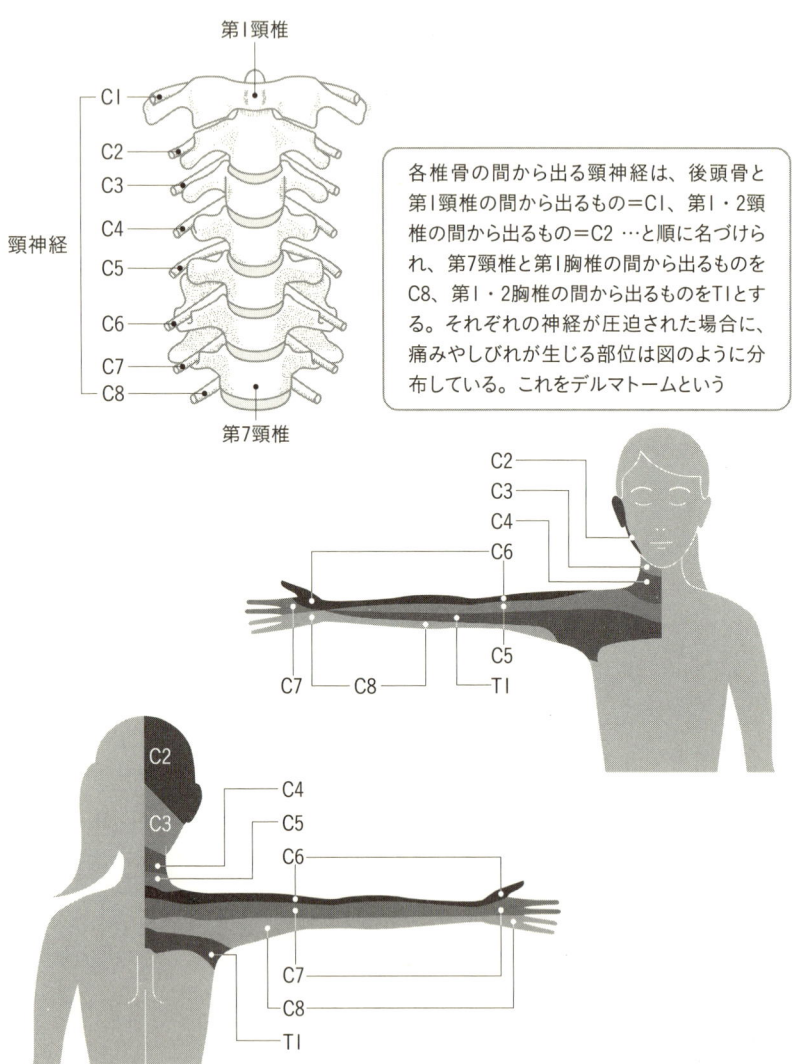

した場合に、頸椎症性神経根症と同じような腕や手のしびれや痛みが現れます。

なお、頸椎症性神経根症や、左右後方に飛び出す頸椎椎間板ヘルニアによって、腕や手のどのゾーンにしびれや痛みが起こるかは、変形や変性を起こした頸椎によって決まります。

頸椎は七つあって、上から番号がふられています。頸椎のなかでとくに傷みやすいのは頸椎の五番と六番の間ですが、ここの椎間孔が狭くなると、腕の親指側や手の親指にしびれや痛みが起こります。この椎間孔を通って腕や手を支配しているCの6という頸神経が圧迫されるためです。

このように、圧迫が起こる頸椎と神経、さらに症状が起こる部位はわかっていて、その「地図」が作られています。その地図は「デルマトーム」と呼ばれています（右ページの図を参照）。デルマトームに照らし合わせると、どの頸椎の異常が症状のもとになっているかを、大まかにでも知ることができます。

## 進行して真ん中の脊髄が圧迫されると……

頸椎症スペクトラムの最後の段階、つまり第四段階では、「頸椎症性脊髄症《けいついしょうせいせきずいしょう》」などが起こってきます。

前項にあげた頸椎症性神経根症は、頸椎症によって、頸椎の左右後方から出ている神経のつけ根が圧迫されて起こるものでした。

それに対して頸椎症性脊髄症は、頸椎の真ん中を通っている脊髄が圧迫されて起こるものです。頸椎の変形やトゲ、靭帯の肥厚などによって、頸椎の中央を通っている脊柱管が狭くなり、脊髄が押されることで起こります。先ほどの道路のたとえでいうと、ど真ん中を通っているメインストリートが狭くなって、通りが悪くなるようなものです。

脳から体の各部に行く指令は、まず中枢神経である脊髄を通って伝達されます。まさに道路のたとえのとおり、全身に向かう神経が、まず脊髄というメインストリートを通っていくわけです。

それだけに、脊髄が圧迫されて起こる症状は、首や腕だけにとどまりません。もちろん、首の痛みや腕のしびれなどの症状も出ますが、枝の道（末梢神経《まつしょうしんけい》）だけが圧迫される頸椎症性神経根症とは、症状のレベルが違います。

腕と手の症状としては、しびれや痛みが出るだけでなく、手を使ういろいろな作業そのものができなくなってきます。たとえば、はしやスプーンを使って食事をする、服のボタンをとめる、字を書くといったことができなくなります。

さらには、下半身にまで症状が出てきます。たとえば、足がもつれる、足に力が入らない、足がふらつく、歩くときに足が突っぱる、うまく歩けなくなる、といった足の症状が見られます。

## 頸椎症性脊髄症

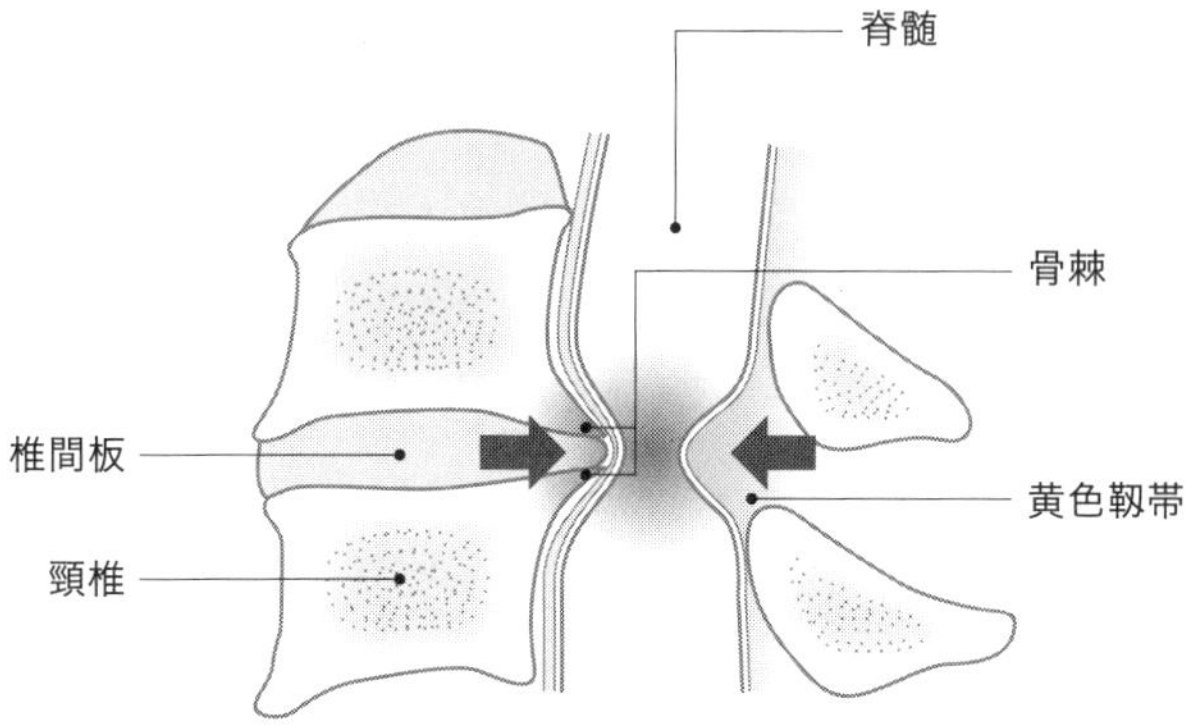


骨棘や肥厚した靱帯などによって椎孔（脊柱管）を通っている脊髄が圧迫され、手を使う作業ができなくなったり、下半身にまで症状が出たりする

膀胱や直腸に障害が起こることもあります。膀胱の症状としては、頻尿《ひんにょう》、排尿《はいにょう》に時間がかかる、尿が漏れる、尿が出なくなる（尿閉《にょうへい》）などの排尿障害が起こります。直腸の場合は、腸の働きが衰《おとろ》えて便秘になります。

首の痛みや重苦しい感じとともに、こうした全身に及ぶさまざまな症状が出るのが、頸椎症性脊髄症です。当然、重くなるにつれて、日常生活に大きな支障をきたすようになります。

さて、前項では、椎間板ヘルニアで飛び出た椎間板が、頸椎の左右後方から出ている神経のつけ根を圧迫すると、頸椎症性神経根症と同じ症状が出るといいました。

同じように、椎間板ヘルニアで飛び出た椎間板が、真後ろやそれに近い位置に突出し、頸椎の真ん中にある脊髄を圧迫すると、頸椎症性脊髄症と同じ症状が出ます。

同じ頸椎椎間板ヘルニアでも、椎間板がどこに飛び出てどこを圧迫するかによって、腕の痛みやしびれといった頸椎症性神経根症と同じ症状が出るのか、足や膀胱、直腸にまで及ぶ頸椎症性脊髄症の症状が出るのかが違ってくるわけです。

本書では以下、便宜上、椎間板が左右後方に飛び出て頸椎症性神経根症と同じ症状を起こす頸椎椎間板ヘルニアを「頸椎椎間板ヘルニアの神経根症タイプ」、椎間板が真後ろに近い後方に飛び出て頸椎症脊髄症と同じ症状を起こす頸椎椎間板ヘルニアを、「頸椎椎間板ヘルニアの脊髄症タイプ」と呼ぶことにします。

本書の考える頸椎症スペクトラムとしては、重症度の順に、第三段階に「頸椎症性神経根症と頸椎椎間板ヘルニアの神経根症タイプ」、最終の第四段階に「頸椎症性脊髄症と頸椎椎間板ヘルニアの脊髄症タイプ」を配置しました。

ただし、必ずこの順番で発症するとは限らず、圧迫される部位によっては、第三段階をへないで、いきなり第四段階になることもあります。また、実際には第三段階と第四段階が同時に起こることもあります。

とはいえ、頸椎症性脊髄症や頸椎椎間板ヘルニアの脊髄症タイプが、頸椎症のなかで最も重症で、最終段階に位置することには違いありません。

## 頸椎椎間板ヘルニア

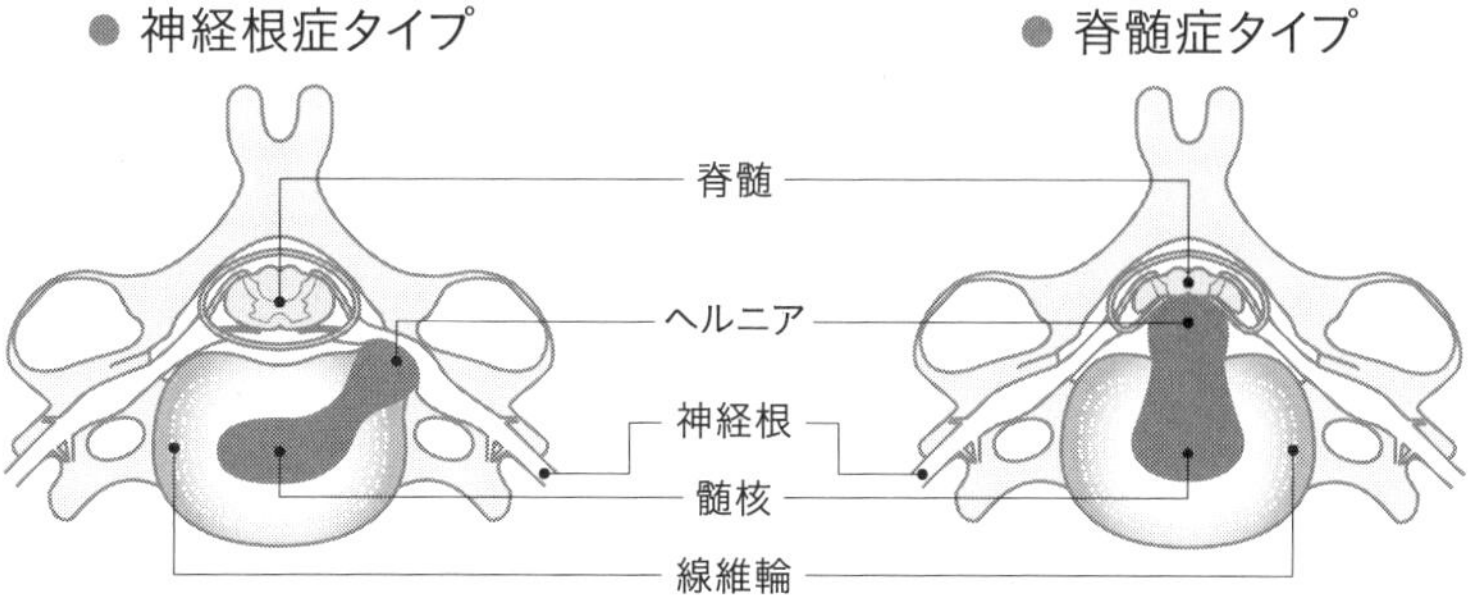


椎骨同士の間にある椎間板は、中心部分にあるゼリー状の髄核と、その周囲にある硬い線維輪からなる。圧迫などにより、髄核が線維輪を破って飛び出したりするのが椎間板ヘルニア。頸椎の場合、飛び出た髄核が左右後方の神経根を圧迫すれば神経根症、真ん中後方の脊髄を圧迫すれば脊髄症と同じ症状が出る

脊髄症の段階になれば、日常生活への支障が大きくなるにつれて、手術が検討されるようになります。しかし、そうなっても、セルフケアが役立たないということでは決してありません。

手術を要するような重症の頸椎症であればなおのこと、本書で紹介するセルフケアや生活上の工夫が重要になってきます。手術の前に、あるいは術後に状態が落ち着いてきたら、ぜひとり入れていただきたいと思います。

もう一つ、ここで強調しておきたいことがあります。それは、くり返しになりますが、頸椎症スペクトラムは「ひとつながり」だということです。頸椎症性脊髄症の説明を読んでいると、重い病気であって、肩こりや寝違えとはまったく別のものだという感じがするでしょう。しかし、それらは紛れもなくつながっているという

ことを忘れないでください。

また、第一、第二段階の肩こりや首の痛みをまったく経験せず、いきなり第三、第四段階で初めて発症する人もまれにいます。こりや痛みの感覚にやや鈍感《どんかん》だとそうなりやすいようです。肩こりや寝違えをよく経験する人や、軽い頸椎症を自覚している人は、脅《おど》かすわけではありませんが、いまの状態を放置すると、どんな病気に行き着く危険性があるのかをよく知って、ぜひ早めに対策を講じていただきたいと思います。

## あなたの頸椎症はどの段階?

頸椎症スペクトラムの全体像がわかったところで、あなたの首がいま、どんな状態にあるかチェックしてみましょう。左ページのチャートの「スタート」から始め、イエスかノーか答えながら進んでください。ゴールは①〜⑤のどれになりましたか。それが、あなたの現在の首の状態の目安です（ただし、外傷や転倒によるものを除きます。また、このチャートはあくまでも目安ですので、②〜⑤の確定診断は整形外科で受けてください）。

以下、②〜⑤それぞれにアドバイスを述べますので、参考にしてください。

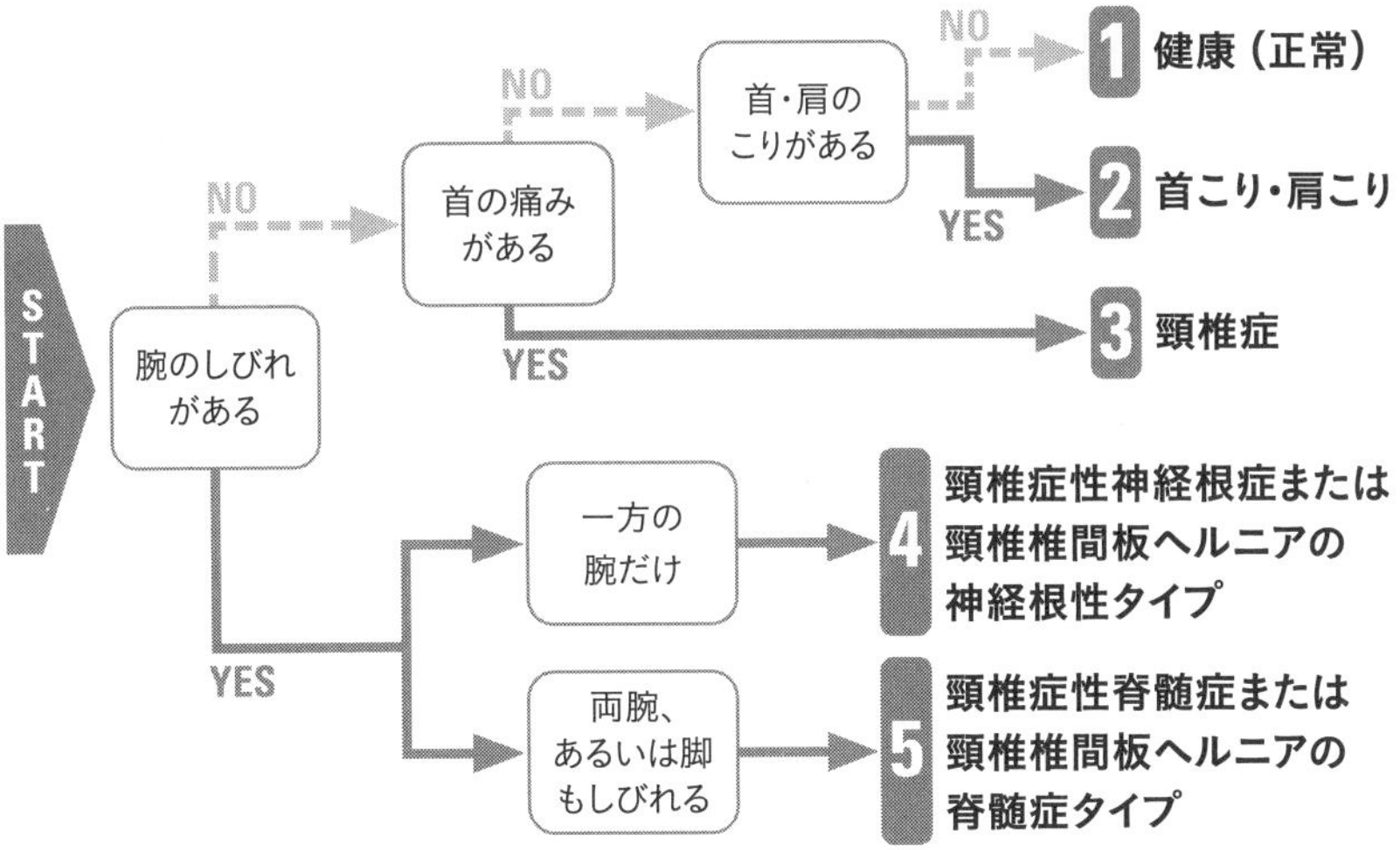


### ②首こり・肩こり

いまのところ、首こり・肩こりの段階と考えられます。しかし、ここまで述べてきたとおり、首・肩のこりは頸椎症スペクトラムの入り口です。現在、まだ「こり」の段階だからこそ、油断しないでセルフケアや生活上の工夫を心がけてください。

### ③頸椎症

狭い意味の頸椎症（くわしくは19ページを参照）で、まだ神経や脊髄を圧迫していない段階と考えられます。頸椎症スペクトラムでは、この第二段階にとどまっているか、次の第三段階に進んでいるかは大きな違いです。

首の痛みは出ているものの、まだ腕のしびれやそのほかの症状がないいまの段階で、セルフケアや生活上の工夫を心がければ、次の段階に進行する事態をさけることができます。

## ④頸椎症性神経根症または頸椎椎間板ヘルニアの神経根症タイプ

頸椎症スペクトラムの第三段階である頸椎症性神経根症、もしくは頸椎椎間板ヘルニアの神経根症タイプと考えられます。首の痛みとともに、腕や手のしびれ、痛みが起こるのがこの段階の特徴です。頸椎症スペクトラムのなかでは、比較的重い状態で、しばしば日常生活に支障をきたすことがあります。本書で紹介しているセルフケアや生活上の工夫で回復することが多いので、早めにそれらにとりかかってください。

痛みやしびれがひどいときは、必要に応じて整形外科にかかって薬の助けを借りたり、カイロプラクティックを受けたりしながら回復をめざしましょう。

## ⑤頸椎症性脊髄症または頸椎椎間板ヘルニアの脊髄症タイプ

頸椎症スペクトラムのなかでは、最も重い第四段階で、頸椎症性脊髄症、もしくは頸椎椎間板ヘルニアの脊髄症タイプと考えられます。そのなかでも、軽いほうであれば、まだ生活上の支障はそれほど大きくないかもしれません。しかし、放置すれば、生活上の支障が大きくなってくるおそれがあります。できればそうなる前に、なるべく早く、セルフケアや生活上の工夫を始めてください。

進行して日常生活の支障が大きくなれば、手術が検討されるようになります。そうなった場合にも、セルフケアや生活上の工夫が重要なのは、前項で述べたとおりです。

重症の頸椎症性脊髄症や頸椎椎間板ヘルニアの脊髄症タイプに手術をすると、そのときは症状がよくなりますが、手術をした頸椎の隣接部位が、やがてまた同じ状態になることが少なくありません。本書で紹介するセルフケアや生活上の工夫は、そういった再手術をさける意味でも効果的です。

## 頸椎症には未病の状態がある

肩こりに始まり、頸椎症性脊髄症に至る「頸椎症スペクトラム」。首の痛みはその第二段階の頸椎症以降に現れ、しだいにほかの症状も伴いながら悪化していきます。そもそもその原因は何なのでしょうか。これについては、いろいろなレベル（階層）の答えがあります。

本章の冒頭で整形外科の受診風景の例をあげました。そのなかに出てきたように、

「首の骨同士の間が狭くなっているのが原因」

「骨にトゲができているから痛む」

「老化現象で痛みが出ている」

「ストレートネックだから痛む」

など、さまざまな原因といい方があるのです。どれも、実際に起こっている現象をとらえていて、ある意味では正しい答えといえます。しかし、本書を読んでくださっているみなさんに、ぜひ知っておいていただきたいのは、首の痛みの原因には、ベースとなる根本原因があるということです。


たとえば、最初の症状が出たときの首の悪さを「一」とすると、突発的なケガなら「〇」から「一」になります。しかし、頸椎症は違います。症状が出る前の「〇以上、一未満」があるのです。「〇以上、一未満」の状態を別の言葉にいい換えると「未病《みびょう》」になります。未病とは、症状が出るほど悪化していないけれども、病気に近い体の状態のことです。頸椎症は、健康な「〇」から「〇・一」「〇・二」と、たとえ症状はなくても悪化していき、最終的に「一」にたどり着いて発症します。

このことは、私たちが道を歩くときにたとえてイメージしていただくと、もっとよくわかるかもしれません。

私たちが健康なときに歩いている道の幅は広く、ゆったりしていて、普通に歩いていれば側溝《そっこう》に落ちることなどまずありません。しかし、悪い習慣が重なると、歩く道の幅はだんだん狭くなって未病の状態になります。狭くても、道を歩くことはできるので、まだ症状は出ませんが、しだいに歩きにくくなり、やがて平均台ほどの幅の狭いところを歩かざるを得なくなってきます。

そうなると、ちょっと体のバランスをくずしたはずみに側溝に落ちてしまいます。これが、「首の痛みが出たとき」にあたります。落ちた側溝から、道に戻って歩き始めたとしても、相変わらず道が細ければ、またちょっとしたことで側溝に落ちてしまうでしょう。

つまり、症状をなくす治療をしていったんはよくなった、つまり、側溝からはい上がって道に戻ったとしても、道を狭くしている悪い習慣を改善したり、悪化している体をよくしたりして道そのものを広げなければ、発症をくり返すということです。

「原因は何か」と考えるとき、多くの人は、バランスをくずして側溝に落ちるきっかけになった出来事に注目しがちです。しかし、いまのたとえでいうなら道を狭くしている原因、つまり、悪い習慣の積み重ねを認識して、道を広くすることが、自分でできる本当の治療になります。ついでにいえば、首の痛みに限らず、いわゆる生活習慣病にはこの考え方が当てはまるでしょう。

このイメージを、グラフ風に表したのが44ページの図です。頸椎症の症状が出るのは、グレーにぬられた部分からですが、実はその前に悪い習慣の積み重ねがあります。症状が出たあとも、

## 頸椎症の現れ方を図にすると…

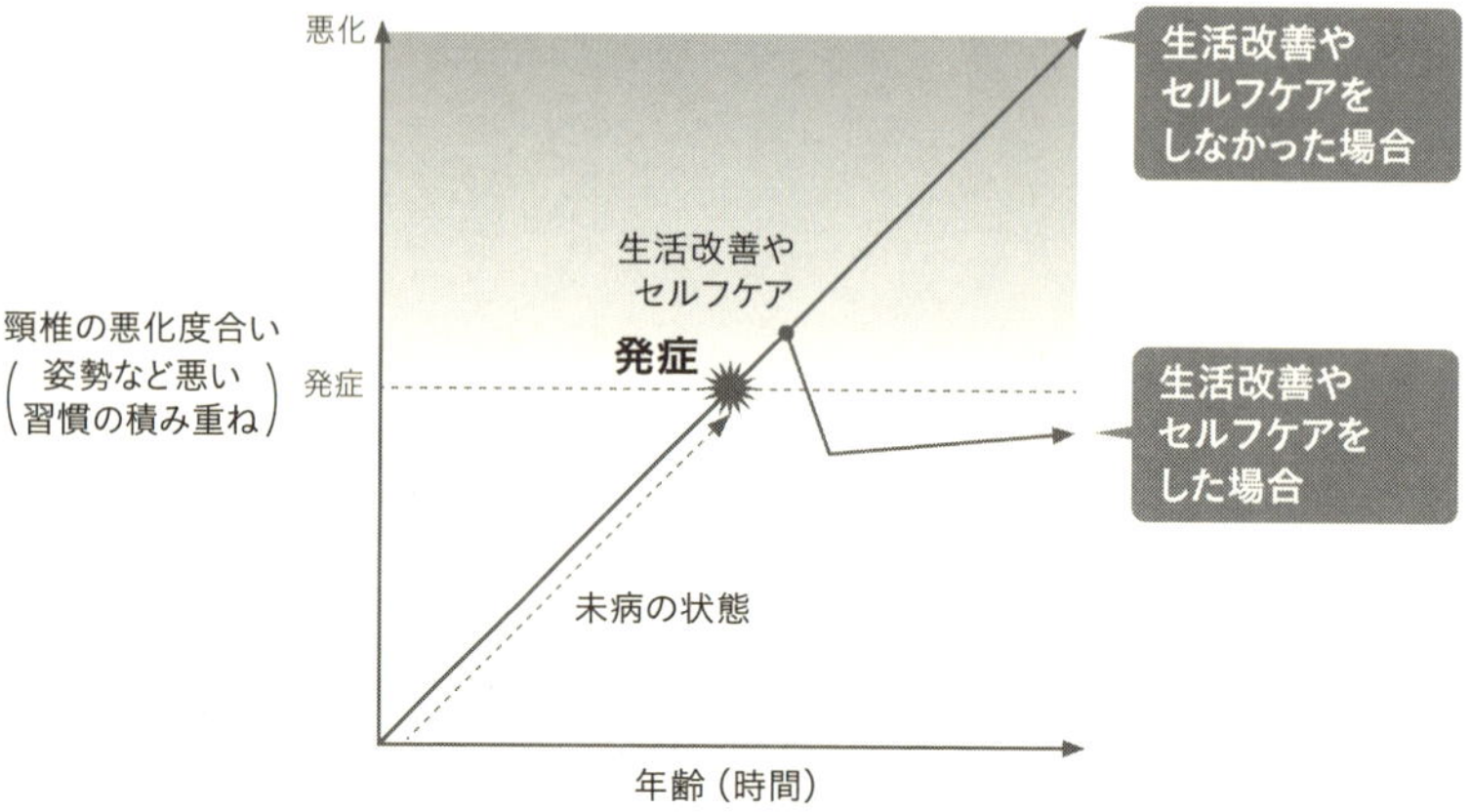


実際の症状が出る前に、悪い習慣の積み重ねによって、症状のない未病の状態になる。
発症しても、セルフケアによって改善したり、進行を緩やかにすることができる

その改善やケアをしなければ、時間とともに悪化していきます。

しかし、どの時点からでも、悪い習慣を改善して適切なケアを行えば、頸椎の悪化度合いを下げることができます。それが、症状が出て間もないころなら、無症状に戻すことも可能です。もともと症状が出ていないときなら予防になり、もっと進行している場合は症状の軽減になります。

その後も、時間（加齢）とともに、頸椎症の発症リスクが高まること自体は変えられませんが、習慣の改善とケアを心がけることで、その傾斜を緩やかにできます。当初の状態が、それほどひどくないうちにそういった対処をすることで、うまくいけば、症状が出ないまま一生を過ごせます。

たとえ症状が出ても軽い症状でとどめることができるでしょう。

## あなたの首の痛みの本当の原因は？

「木を見て森を見ず」という言葉があります。物事の一部分や細部にとらわれて全体像をつかめていないことのたとえです。

首の痛みの原因として、「椎骨の間が狭くなっていること」「骨にトゲができていること」「首の骨に老化現象が起こっていること」「ストレートネックになっていること」などをあげるのは、いわば「木」に着目した原因のとらえ方です。医学では、実際に起こっている頸椎の変化を知ることは、もちろん大切で欠かせないことです。

しかし、首の痛みの場合、そこにとらわれすぎると、適切な対策をとり損《そこ》ねるおそれがあります。首の骨が悪くなっているといわれれば、多くの患者さんは「それなら痛みが出るのもしようがない」「薬で痛みを抑えて、だましだましやっていくしかないのだろうな」と考え、それ以上の対策をとらなくなってしまうからです。「老化現象」といわれれば、なおさらでしょう。

そこで、「木」のことはひとまず置き、「森」を見てみてください。「その変形、その圧迫、その老化現象は、なぜ起こり、悪化してきたのか」に着目していただきたいのです。

具体的な答えは人それぞれだとしても、そこには重大な共通要因があります。それは「姿勢の悪さ」です。そのことを踏まえ、あなたの生活に潜《ひそ》んでいる、首の痛みの本当の原因を探ってみましょう。次の一〇項目のうち、あなたに当てはまるものをチェックしてください。

**《首の痛みの生活上の原因チェック》**

□❶床に座る生活をしている
□❷いつもイスに浅く腰かける
□❸背もたれが低いイスや背もたれのないイスをよく使う
□❹足を組むことが多い
□❺ネコ背で頭が前に出ている
□❻仕事は主にデスクワーク
□❼ストレッチなどの体操はあまりしない
□❽ストレスが多い
□❾ノートパソコンをよく使う
□❿スマートフォンやタブレット端末をよく使う

いかがですか。

チェックがついた項目に、あなたの首の痛みを軽減・解消する大きなヒントがあります。具体的な生活改善の方法は、第3章で述べますが、ここで簡単に解説しておきましょう。

①原則として床に座るライフスタイルだと、姿勢がくずれてネコ背になりやすく、首に負担がかかることが多くなります。ただ、床に座る生活でも工夫をすれば、比較的、よい姿勢を保てるようになります（くわしくは114ページを参照）。

②イスに浅く腰かけても、短時間であれば、意識してよい姿勢を保つことも可能です。しかし、長時間になるとどうしても姿勢がくずれやすくなります。よい姿勢を保てるイス（またはそのように補正したイス）に深く腰かけるのが、首への負担をへらすコツです（くわしくは106ページを参照）。

③多くの人は、イスの背もたれを有効に使っていませんが、背もたれをきちんと使うと、首の負担を大幅にへらせます。しかし、背もたれが低くて背中をおおいきれないイスや、背もたれがないイスでは、この背もたれの効用も、当然ですがいかせません。長時間座るイスは、じゅうぶんな大きさと適切な形の背もたれのついたものを選びましょう（くわしくは102ページ参照）。

④足を組むと確実に姿勢がくずれます。その分、首には無理な負担がかかります。足はできるだけ組まないようにしましょう。

⑤ネコ背で頭が前に出た姿勢は、首に大きな負担をかけます。首の痛みの大部分は、こうした姿勢を習慣的にとることが大きな原因になっています（くわしくは次の項で説明します）。

⑥デスクワークを長く続けるほど、姿勢がくずれて頭は前に出やすくなります。気がついたときに姿勢をリセットするだけでも、首への負担がぐんとへらせます。

⑦ストレッチなどの体操は、悪い姿勢をリセットするのに効果的です。リセットしないで悪い習慣を長く続けると、体はその形で固まってきて、首に負担がかかり続けることになります。首の負担をやわらげるストレッチなどの体操を、ぜひとり入れてください（くわしくは74ページを参照）。

⑧精神的なストレスは、一見、首に関係なさそうですが、ストレスが多いほど無意識のうちに体は緊張し、筋肉が硬くなります。ストレスによる緊張から生じる首こり・肩こりもまた、首の痛みにつながるので要注意です。ストレスを完全にさけられないとしても、心と体をリラックスさせる機会を持ちましょう。

⑨⑥であげたように、パソコン作業はデスクトップ型でも長く続けると姿勢がくずれる原因になりますが、ノートパソコンだとさらに首への負担が大きくなります。工夫をしてデスクトップ型

に近い使い方をすることで、首への負担をへらせます（くわしくは108ページを参照）。⑩電車の中で、スマホ（スマートフォン）やタブレット端末を使っている人を観察してみてください。背すじが伸びて前を見ている人は、おそらくいないでしょう。これらを使うときは、どうしても頭が前へ落ちたネコ背の姿勢になります。工夫をして前を見ながら使うようにすると、首の負担をへらすことができます（くわしくは112ページを参照）。

## 首の痛みの犯人は「張力」

前項で「悪い姿勢が首の痛みを生む」といいました。しかし、姿勢が悪ければ、体のあちこちに悪影響が出るのはなんとなくわかっても、なぜ痛みが起こるのかはよくわからないかもしれません。首の場合は、頭が前に出た悪い姿勢が、直接的に首を痛めつけるのです。51ページの図は、そのことをわかりやすく示したものです。

51ページの右側の図は、頭が首の真上にのっているよい姿勢です。人体の構造上、頭が首の真上にあるときも、首の骨まわりの筋肉には、軽く力が入っています。この力は、寝ればほとんどゼロにできますが、起きて座ったり、立ったりしている限りかかります。それでも、首の真上に頭がのっていれば最小限になります。

ところが、首が前に出ると、頭を支えるための力は一気に増加します。左ページの左側の図のように、頭が一〇センチくらい前に出ただけで、首の骨まわりの筋肉が出さなければならない力は約四倍になるのです。

私たちの頭部は、成人でおよそ四~五キロの重さがあります。たとえば、五キロの米袋の重さを思い浮かべてみてください。あるいは、ボウリングのボールでいうと、女性用によく使われる一一ポンドのボールが、およそ五キロにあたります。そう思うと、かなりの重さであることがわかるでしょう。

私たちは、それを細い首で支えているので、こうした姿勢の違いによる負担が大きな意味を持ってきます。

頭が重いだけでなく、首の骨が椎骨の連なりであることも、首の負担につながっています。もしも、首の骨が一本の硬い棒であれば、首の骨まわりの筋肉は、ここまで力を要求されないでしょう。一本の棒なら、端を押さえておきさえすれば、頭を支えることができるからです。

しかし、実際には、首の骨は複雑な動きもできるように、七つの椎骨が積み木のように重なってできています。ですから、頭が前に出たときには、周囲の筋肉がしっかりと緊張していないと、頭がずり落ちてしまいます。このときに筋肉が緊張し、引っぱり合っている力を「張力《ちょうりょく》」とい

### 頭が前に行くと首には大きな張力が発生

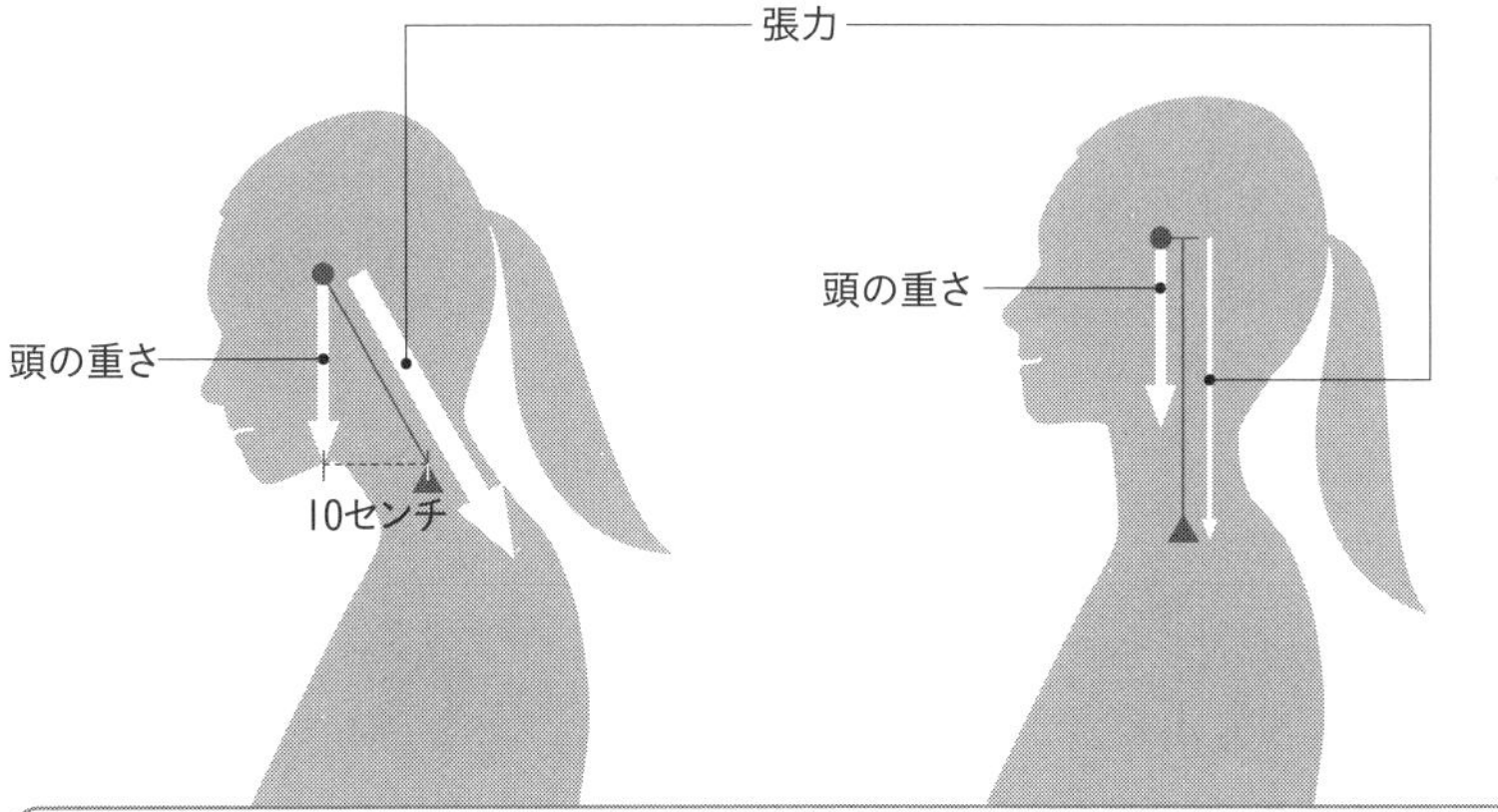


図のように頭が前に出ると、首にかかる力は約4倍に。頭を筋肉の張力で支えている

います。

首が痛むメカニズムを考えるとき、「張力」はたいへん重要なキーワードです。悪い姿勢で大きな張力が首にかかることが始まりとなって、頸椎症が進み、首の痛みへとつながっていくからです。そのプロセスを、以下に書いてみましょう。

ネコ背になって頭の位置が前に移動する↓頭を支えるために首の骨まわりの筋肉が収縮《しゅうしゅく》する↓強い張力が発生↓この状態が続くと張力がリセットできなくなって「こり」になる↓こった筋肉が首の骨を圧迫↓頸椎症の発症・悪化↓首の痛み

つまり、「こりの原因は張力」であり、「首の痛みの犯人は張力」といってもよいのです。

首の痛みの原因が張力と聞いても、ピンとこ

## 頸椎を支える筋肉がこりやすい理由

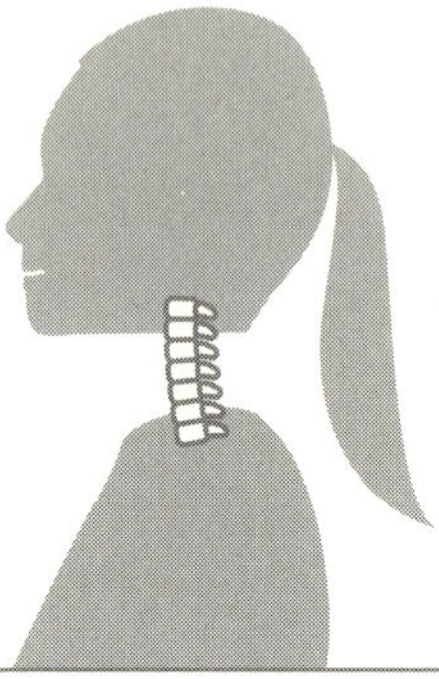

実際の頸椎は細い。その分、周囲の筋肉が張力を発生して支えている

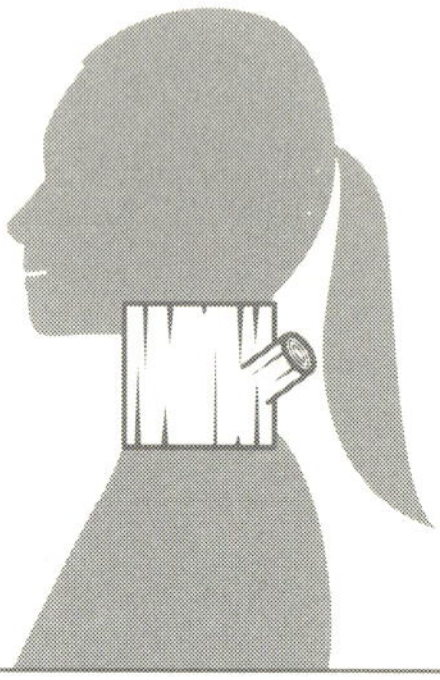

5キロの頭を安定して支えるには、本来、丸太くらいの太さが必要

ない人が多いかもしれません。姿勢が悪くなって頭の位置が前に移動しても、頭の重さは変わりませんから、わかりにくいのは当然です。そこで、張力を理解するために次のように想像してみましょう。

人の頭は、先ほど述べたように、女性用のボウリングのボールと同じくらいの重さがあります。その重たいボウリングのボールを、腕を前方に突き出して持ち続けたらどうなるでしょうか。あるいは、五キロの米袋を同じように持ち続けたら、腕はどうなるでしょうか。重く感じるだけでなく、腕は張ってきて、ついには関節や筋肉が痛くなってくるはずです。腕の張りは筋肉に生じた張力そのものです。頭の重さが、どれだけ強い張力を首に生み出して痛みの原因になっているか、想像ができたでしょうか。

この張力を、少しでもやわらげる時間を多くしていくことが、首の痛みを軽減・解消するキーポイントになります。決して漠然とした意味ではなく、「姿勢」の問題を抜きにして首のケアはできないことを知っていただきたいと思います。

## ヒトは「頭の重さ」を感じない

最近、首の痛みの原因とされることが多い「ストレートネック」も、頭が前に出る姿勢と深く関係しています。先に少しふれたとおり、頸椎は生理的にはやや前弯しています。つまり、カーブの丸みが前に向かう方向に軽く弯曲しているのです。この弯曲が失われて、名前のとおり真っすぐになったのが「ストレートネック」です。

頸椎に限らず、背骨は全体的に前や後ろに弯曲してS字型になっています。この生理的弯曲は、重い頭や胴体を支えつつ重力を分散し、背骨への負担をやわらげるサスペンション（衝撃を緩和する装置）の役割をしているのです。

ですから、首の骨が真っすぐになるストレートネックは、そのサスペンションが効かなくなるという点で首への負担を増してしまいます。

さらに、頸椎が真っすぐになったとしても、それが地面に垂直に位置しているのであればまだよいのですが、そうではありません。実際のストレートネックは、18ページの図のように、全体的には首が斜めに前に出た状態を意味します。

ストレートネックという名前からは、「首が真っすぐになっている」というイメージだけを抱きがちですが、実は頭が前に出た姿勢が基盤になって起こっています。その分、首に大きな張力がかかり、負担を増していることを覚えておいてください。

ストレートネックと診断される段階になると、頭が前に出た姿勢で筋肉や背骨が固まっていますので、無理なくストレッチや筋力トレーニングなどをしながら、徐々に姿勢を矯正《きょうせい》していくことが必要になります。第3章のセルフケアは、そのためにも効果を発揮しますので、ぜひお試しください。

さて、頭が前に出たネコ背やそれが固定化して起こるストレートネックなどは、図やイラストで見るといかにもつらそうに見えます。こんな姿勢を続ける前に、なぜ人間はやめようとしないのか、不思議に思えるほどです。

ここにも、私たち人間が首の痛みを起こしやすい秘密があります。実は、腕などに比べて、首は「重さを感じない」部位なのです。

私たちの頭は約五キロの重さがありますが、その重さを私たちはとくに意識しないで過ごしています。これが、仮に腕だったらどうでしょうか。先ほどあげた例のように、ボウリングのボールや五キロの米袋を、朝起きてから一六～一八時間も持っていたら、重くてたまらず、いやになってしまうでしょう。しかし、同じ重さを、首は黙ってのせ続けています。

そんなことが平気でできるのは、「重量覚《じゅうりょうかく》」と呼ばれる重さを感知する感覚が、首では非常に鈍《にぶ》くなっているからです。足の重量覚も、腕ほど敏感《びんかん》ではありませんが、首ほど鈍感ではありません。重量覚に関しては、意識のうえでは首は人体で最も鈍感な部位なのです。より正確に表現すると、首は大切な頭を支えているので、実際には重さを感知しながら絶妙なバランスをとっています。しかし、それをわれわれが意識しないしくみになっているのです。

重い頭を支える部位だけに、四六時中、重さを感じていてはつらいので、あえて鈍感になっているのかもしれません。確かに、その意味では好都合ですが、重さを感じないので、無理な姿勢を長時間とってしまいます。その結果、知らないうちに首や肩の張力が大きくなり、こりや痛みを招くことになります。

悪い姿勢も短い間であれば、それほど大きな負担にはならず、そのつどリセットできますが、首の重さを感じないので、つい悪い姿勢を長く続けてしまうのです。つまり、首の痛みの原因を突きつめると、「頭が前に出た悪い姿勢」＋「それを長く続けること」の二つに集約されます。「長く」というのは、一日のうちの長時間という意味でもあるし、もっと長いスパンの期間や年数、すなわち、加齢という意味でもあります。

首に「重さを感じない」という〝弱点〟があることを認識し、意識的に姿勢を矯正したり、背骨や筋肉をゆるめたりすることこそ、首の痛みの予防・改善・解消の切り札になるのです。

第2章

# 首の痛みの治療法とは

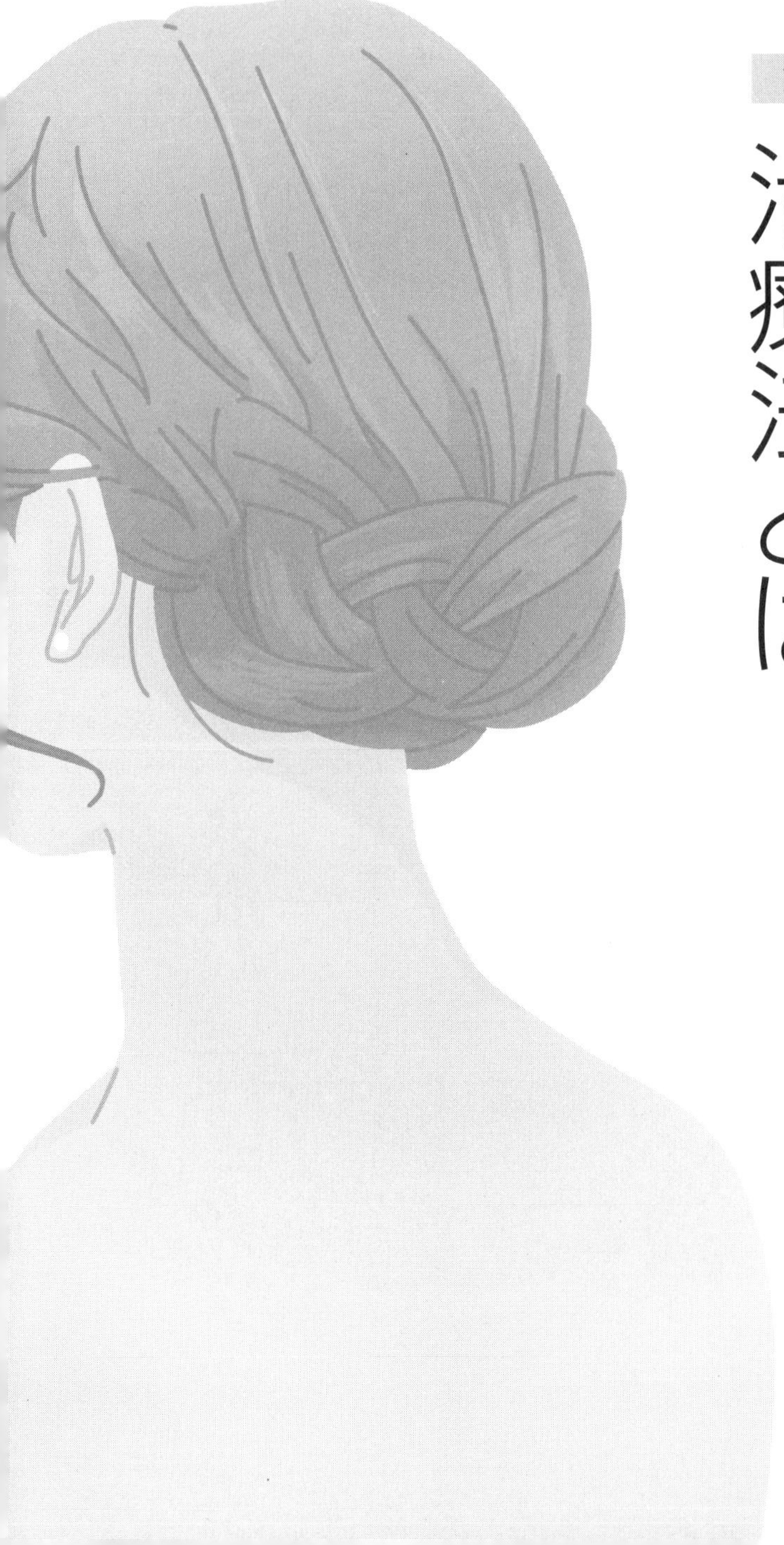

## 整形外科では薬などの対症療法が中心

首の痛みの効果的なセルフケアを紹介するのが本書の主旨ですが、いうまでもなく首の痛みのなかには、セルフケアだけで対処できないものも多く存在します。その場合、整形外科医やカイロプラクターといった専門家による治療を受けながら、セルフケアを行っていただきたいと思います。

そこで、本章では、首の痛みの専門治療がどのように行われるのかを説明しましょう。もちろん、具体的な細かい治療法は、個々の機関や専門家によって違ってきますが、治療の概要を述べておきます。治療を受ける患者さんの立場で、注意していただきたいことも付記しますので参考にしてください。

まず、首の痛みで整形外科にかかり、原因が頸椎症《けいついしょう》（くわしくは19ページを参照）だとわかると、多くの場合は薬を使う治療法（薬物療法）が中心となります。その主体は、いわゆる「痛み止め」の薬（鎮痛薬《ちんつうやく》）です。

そのなかで、最も一般的に使われているのが「消炎鎮痛薬《しょうえんちんつうやく》」です。これは文字どおり、炎症を抑えて痛みを取る薬です。

私たちの体内では、組織が損傷を受けると、プロスタグランジンという物質が作られます。プロスタグランジンは、全身のさまざまな生理機能を調整する重要な物質ですが、同時に炎症によって生じる痛みを強くする作用があります。

体内でプロスタグランジンができるときは、アラキドン酸という物質が酵素《こうそ》の働きでプロスタグランジンに変わります。その酵素の働きを阻害してプロスタグランジンが作られないようにし、炎症を抑えて痛みを取るのが消炎鎮痛薬です。

このタイプの薬は「エヌセイド」（NSAIDs＝非ステロイド性抗炎症薬の頭文字）と呼ばれ、よく使われる薬剤の例（商品名）としては、ロキソニン、ボルタレン、セレコックスなどがあります。首の痛みに限らず、頭痛や関節痛などさまざまな痛みに広く用いられている鎮痛薬です。

このタイプの鎮痛薬の副作用として、最も起こりやすいのは胃腸症状です。そのため、副作用を防ぐ目的で、胃腸薬もいっしょに処方されることが少なくありません。

もう一つ違うタイプの鎮痛薬として、広く用いられているのが「解熱鎮痛薬《げねつちんつうやく》」です。こちらは、炎症とは関係なく、脳（中枢神経《ちゅうすうしんけい》）に働きかけて痛みを取るもので、「アセトアミノフェン」という薬剤が使われます。商品名としては、カロナール、タイレノールなどがあります。

アセトアミノフェンは市販のカゼ薬（総合感冒薬）や頭痛薬にもよく配合されています。副作用は少ないのですが、過剰に飲むと肝臓《かんぞう》に負担がかかることもあります。カゼ薬や頭痛薬などを使っている場合は、そのことを医師に伝えて薬の成分が重ならないように気をつけましょう。

## 効きめの強力な鎮痛薬も登場

整形外科で用いられる鎮痛薬のなかには、二〇一〇年ごろに登場して、よく使われるようになってきた比較的新しい薬もあります。

その一つが「プレガバリン」という薬で、商品名はリリカといいます。中枢神経系に働きかける薬ですが、アセトアミノフェンとは違うメカニズムで痛みを止めます。従来の鎮痛薬に比べると、鎮痛作用の強いのが特徴です。

もう一つは、「トラムセット」という薬剤です。トラムセットは複数の薬を組み合わせたタイプの製剤（合剤）で、トラマドールという薬と前述のアセトアミノフェンが配合されています。トラマドールは、麻薬ではありませんが、麻薬が効くときの受容体《じゅようたい》（物質が作用するときに必要な細胞の〝コンセント〟のような部分）に結合して働きます。

それだけに、強い痛み止め作用を発揮します。麻薬のような危険性を心配しないで、麻薬に近い鎮痛作用が得られるので、ほかの鎮痛薬でじゅうぶんな効果が得られないときの切り札として使われます。

この二つは鎮痛効果が高いので、腕の痛みやしびれが強いときに使うにはよい薬です。ただし、作用が強い分、副作用も出やすいので注意しましょう。

代表的な副作用としては、ふらつき、めまい、吐《は》きけ、嘔吐《おうと》などがあります。これらの薬を使っているときに、副作用が疑われる症状が出たら、早めに主治医に相談してください。

前項にあげた鎮痛薬を含め、同じ成分を含む薬同士をいっしょに飲むと危険です。もし歯の痛みや頭痛、生理痛、首以外の関節痛などで鎮痛薬を飲んでいる場合は、必ず医師に伝えてください。

首の痛みで受診すると、鎮痛薬以外に、筋肉の緊張をゆるめる薬（筋弛緩薬《きんしかんやく》）が処方されることもあります。その代表的な薬剤は「リンラキサー」や「ミオナール」などです。

このほか、筋肉をやわらげたり、血行をよくしたりする目的で行われる温熱療法や電気治療、ゆっくり首を引っぱる牽引療法《けんいんりょうほう》、ネックカラーと呼ばれる保護具をつける装具療法などもあります。

また、少数の医療機関では、首にある星状神経節《せいじょうしんけいせつ》という部分に麻酔薬を注射する「星状神経節ブロック」や、神経根に麻酔薬を注射する「神経根ブロック」という方法も用いられています。

これは熟練した麻酔科医や整形外科医によって慎重に行われるべき治療法です。

## 薬による首の痛みの治療は三ヵ月を目安に

整形外科での治療は、手術を要する段階に至るまでは、薬物療法が主体となります。したがって、整形外科に長く通っている患者さんのなかには、長期間、鎮痛薬などを使い続けている人も少なくありません。

鎮痛薬で痛みを抑えること自体は、大切な治療法です。たとえば、セルフケアをやろうと思っても、絶え間なく襲ってくる痛みがあったら、それどころではないでしょう。痛みは筋肉の緊張も招くので、まずは痛みを取り除いて、気持ちとともに筋肉をリラックスさせることは重要です。

しかし、薬による治療法は、首の痛みを根本から治す方法ではなく、あくまでも症状の改善のみを目的とした対症療法《たいしょうりょうほう》です。ですから、薬で痛みを抑える一方で、なんらかの根本的な対策をとっていくことが大事なのです。この位置づけを、ぜひ頭に置いておいていただきたいと思います。

ましてや、痛みに対する効果もそれほど感じられないのであれば、鎮痛薬を漫然と使い続けるべきではありません。二〜三週間で明らかな改善が見られないようなら、その薬が合っていないと考えられます。本来は医療者側がそのことを確認して対処すべきですが、もし漫然と同じ薬が処方され続けるようなら、効果が感じられないことをそれとなく患者さんから訴えてみてもよいでしょう。だいたい長くて三ヵ月くらい鎮痛薬を使ってよくならなければ、薬による改善はむずかしいのかもしれません。

もし、自分に合う薬で痛みが取れたり、緩和できたりしたとしても、それだけでよしとしないで、できるところからセルフケアや日常生活の改善にぜひ取り組んでください。それが、首の痛みの根本的な対策になります。

## 手術が検討されるのはこんなとき

頸椎症が重症になり、日常生活への支障が大きくなってくると、手術が検討されるようになります。

一般に、頸椎症性神経根症《けいついしょうせいしんけいこんしょう》（くわしくは29ページを参照）や頸椎椎間板《けいついついかんばん》ヘルニアの神経根症タイプ（くわしくは36ページを参照）では、手術が行われることはあまりありません。前項までに述べたさまざまな保存療法（手術以外の療法）で、ある程度、長い期間がかかるとしても、回復が図《はか》れる場合が多いからです。

しかし、腕の痛みやしびれが非常に強くて、保存療法で改善できず、日常生活や仕事に大きな支障があるときや、急激に腕や手の筋力が衰《おとろ》えてきたときなどは、手術が検討されることがあります。

この場合の手術は、多くの場合、首の前側から切開し、神経根を圧迫している骨のトゲや突出した椎間板などを除去して神経の圧迫を除いたのち、上下の頸椎を固定する「頸椎前方除圧固定術」という方法が用いられます。

病状によっては、首の後ろ側から切開して、同様に神経根の圧迫を取り除く「頸椎後方除圧術」が行われることもあります。

頸椎症性脊髄症《けいついしょうせいせきずいしょう》（くわしくは33ページを参照）や椎間板ヘルニアの脊髄症タイプ（くわしくは36ページを参照）では、腕や手の症状、下肢《かし》や膀胱《ぼうこう》・直腸《ちょくちょう》（肛門《こうもん》の内側に位置する腸の最後の部分）の症状などによって、日常生活に大きな支障が出てきた時点で手術が検討されます。具体的には、以下のような症状が出てきたときです。

・腕と手の動きが悪くなり、細かい字を書いたり、はしやフォーク・ナイフなどを使ったり、服のボタンをとめたりする動き（巧緻運動《こうちうんどう》）ができなくなった。

・頻尿《ひんにょう》や尿漏れ、尿がなかなか出ないなどの排尿障害《はいにょうしょうがい》、あるいは直腸障害による便秘がひどくなって日常生活への支障が大きい。

この場合の手術は、病状に応じて、頸椎前方除圧固定術が用いられたり、頸椎後方拡大術が用いられたりします。一般に、対象となる圧迫部分が一つか二つの椎間（頸椎の間）であれば前者の術式が、三つ以上の椎間に及ぶ場合は後者の術式が選ばれることが多くなります。

ある程度の時間をかけても、じっくり保存療法を行っていけば回復が期待できる頸椎症性神経根症や椎間板ヘルニアの神経根症タイプと違って、頸椎症性脊髄症や椎間板ヘルニアの脊髄症タイプの場合は、手術をするタイミングが遅くなりすぎると、術後の回復が悪くなる場合があります。そのため、整形外科ではタイミングを逃さないように手術の検討に入ります。

ただし、実際のところ、本当に手術をするかどうかは、しばしば医師によって意見が大きく分かれます。それはなぜでしょうか。

手術を絶対にしなければいけない状態を黒、手術がまったく必要のない状態を白とします。黒と白の間のグレーの状態、つまり、手術を行ってもよいけれど、必ずしも必要ではないという医学的状態がとても多いのです。黒と白の間のグレーでは、ある医師は手術をすすめ、別の医師は手術はまだ必要ないと話すことになります。困ったことに、どちらも医学的に正しい判断です。

手術の話が出たときに、まず患者さんがすべきことは、自分が黒なのかグレーなのかをきちんと医師にたずね、把握することです。もしグレーなら、よく医師と話し合ったうえで、手術をするかどうかを自分で決めると後悔が少ないでしょう。

とはいえ、基本的には、手術は「最後の手段」です。タイミングを逃してはいけませんが、それまでの間にできることはたくさんあります。

可能な限り、セルフケアや生活上の工夫に取り組んだり、場合によってはこのあとに述べるカイロプラクティック治療を受けたりしていただきたいと思います。

くり返しになりますが、手術を受けることになったら、セルフケアや生活上の工夫が必要なくなるわけではありません。手術を要するほどの頸椎症なら、余計にそれらが大切になります。再手術を防ぐ意味でも、ぜひセルフケアなどを行ってください。

## カイロプラクティックでは触診を重視

ここからは、カイロプラクティックとはどういうもので、頸椎症にどのように用いるのかについて、概要を紹介しましょう。

カイロプラクティックは、一八九五年に、もともとは磁気治療家であったアメリカ人のD・D・パーマーによって創始されました。骨格、なかでも背骨の異常を調整（矯正《きょうせい》）して、肩こり、首の痛み、頭痛、腰痛など、さまざまな症状を改善する治療法です。

ギリシャ語でカイロは「手」、プラクティックは「技術」を意味するところから名づけられました。その名のとおり、カイロプラクティックの治療で用いるのはもっぱら施術者《せじゅつしゃ》の手です。

カイロプラクティックはWHO（世界保健機関）でも認められている国際的なヘルスケアで、現在では約八〇ヵ国に普及し、その約半数では法制化されています。法制化されている国でカイロプラクターになるには、専門の大学で勉強して資格を取得しなければなりません。

米国のカイロプラクティック専門大学に入るには、大学卒業の資格を有するか、少なくとも大学で九〇単位を取得していなければなりません。したがって、米国のカイロプラクティック専門大学は大学院と同等のレベルといえます。専門大学では四二〇〇時間の授業が行われますが、これは医学部の教育時間数にほぼ匹敵します。資格を取得したカイロプラクターが、米国ではドクター・オブ・カイロプラクティックと呼ばれ、医師に近い立場で治療を行っていることは、「はじめに」で述べたとおりです。

カイロプラクティックでは、背骨を中心とした骨格を調整しますが、その目的は、背骨の中を通っている脊髄や、そこから枝分かれした神経の働きを回復させることです。前章で、背骨の中のトンネル、つまり、脊柱管《せきちゅうかん》を通っている脊髄をメインストリートにたとえました。カイロプラクティックは、この体の神経のメインストリート、ひいてはそこから分かれる枝道の機能を回復させることで、全身のさまざまな症状に効果を発揮するのです。

なかでも頸椎症は、カイロプラクティックが得意とする症状の一つです。

整形外科とカイロプラクティックとの診断法は、共通している部分もありますが、一つ大きな違いがあります。それは、カイロプラクティックでは「触診《しょくしん》」を非常に重視することです。

カイロプラクティックの触診には、静止した患者さんの体を診《み》る静的触診と、体を動かしながら診る動的触診があります。前者は、背骨の全体的な形や椎骨《ついこつ》の配列、筋肉の硬さ、押したときの痛み（圧痛《あっつう》）、皮膚温などを調べます。

後者は、背骨を前後左右に動かしながら、全体の動きのしなやかさ、硬さ、一つひとつの椎骨の動きなどを診ていきます。こうした触診で得られる情報は多大です。

その情報をもとに、動きの悪いところを治療したり、ゆがみやズレを矯正したりします。首の痛みについては、頸椎そのもののゆがみを矯正するのはもちろんですが、頸椎に影響を与えている背骨のほかの部分も調整します。

ただし、背骨のズレやゆがみは、多くの場合、筋肉のバランスが悪くなって起こっているもの

## カイロプラクティックによる脊椎の触診

● 静的触診

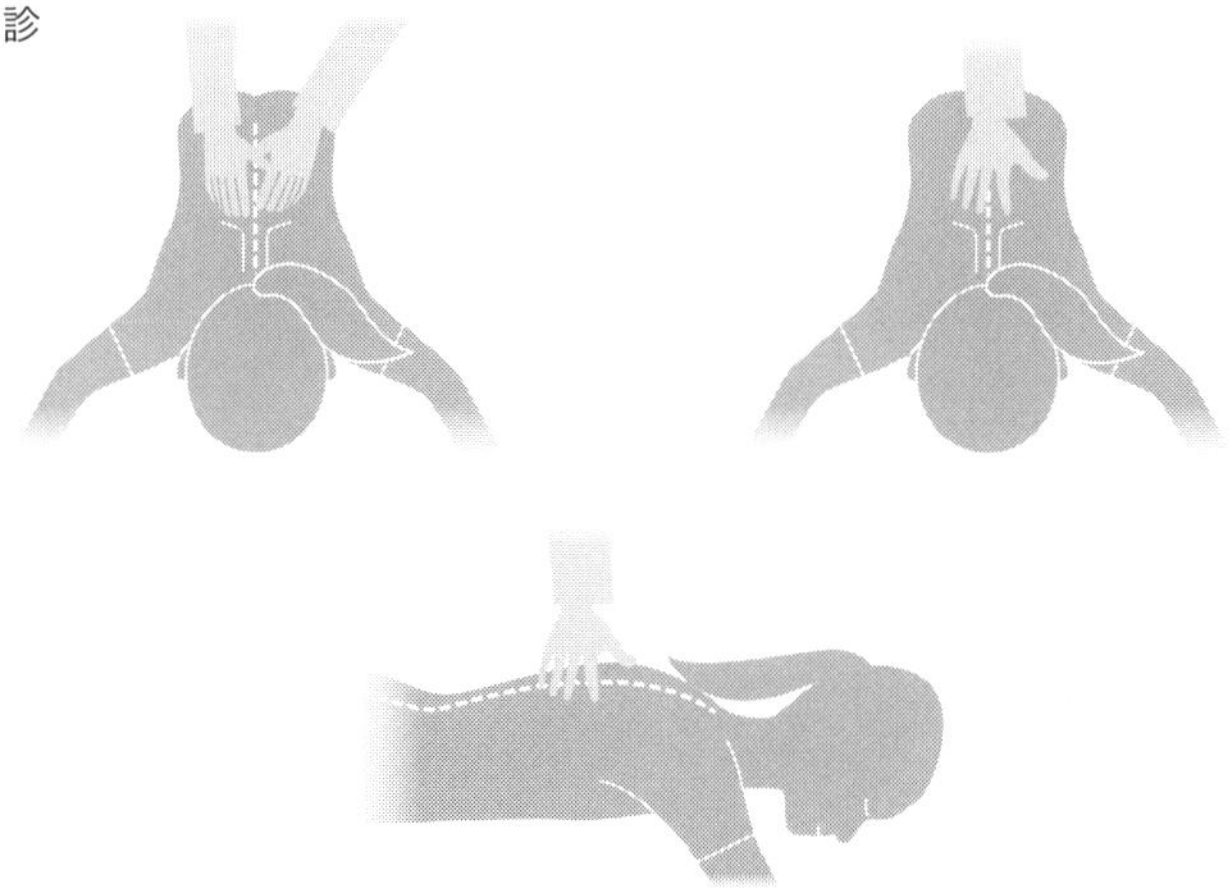

体を動かさない状態で、脊椎全体の形や各椎骨の配列などを診る。また、筋肉の硬さ、圧痛の有無や程度、皮膚温なども確認する

● 動的触診

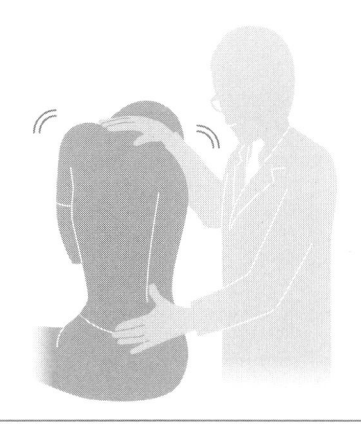

患者さんの体を動かしながら、背骨全体のしなやかさや椎骨の動きを確認。一つひとつの椎骨を押したり動かしたりして痛みやしびれの出方も調べる

なので、治療は背骨を矯正するだけではありません。固まった筋肉をゆるめたり、弱くなっている筋肉を強くなるように調整したりして、徐々に本来のバランスに近づけていきます。

カイロプラクティックというと、背骨をボキボキ鳴らして痛いというイメージを持つ人もいるかもしれませんが、熟練した技で施術すれば痛みを伴《ともな》うことはまずありません。矯正は、本来の背骨の動きを回復させる動作なので、決して無理に動かすわけではないからです。

## 「火消し」だけでなく根本から治す

適切にカイロプラクティックの診断・治療を行うと、首の痛みに悩んでいた患者さんのほとんどはよくなっていきます。

カイロプラクティックの治療で首の痛みが改善する理由は、第一に首を矯正することで、頸椎の状態が改善するからです。第二に姿勢が改善し、首にかかる負担が軽くなるからです。もちろん、頸椎の変形や骨のトゲ、靱帯《じんたい》の肥厚《ひこう》（分厚くなること）、椎間板の突出などが、カイロプラクティックでなくなるわけではありません。しかし、それらを起こしてきた原因を取り除くので、痛みを軽減・解消できるのです。

整形外科で行う薬物療法やそのほかの保存療法は、首の痛みのもとになっている頸椎の状態をそのままにしておいて、痛みを起こす物質ができないようにしたり、痛みを感じる神経が働かないようにしたりする方法が中心です。

たとえていえば、起こっている火事に対して、バケツで水をかけたり、消火器を噴射したり、あるいは吹き消したりしているだけで、火のもとになっている油が供給され続けているような状態です。ですから、一時的にはよくなっても、けっきょくは痛みがぶり返したり、じわじわと悪化していったりします。

それに対してカイロプラクティックは、油の供給源である背骨の状態を正すので、根本療法といえます。

整形外科で行う手術は、一見、根本療法に見えます。しかし、結果的に悪くなったところを取り除くだけなので、バケツの水や消火器よりもはるかに強力な消防車が出動して消火しているようなものです。この場合も、油の供給源は断てていないために、手術をした部分の隣接部位で再発することが少なくないのです。

私が「カイロプラクターになってよかった」と思うのは、首の痛みなどを根本から治せるからです。「はじめに」に書いたとおり、多くの患者さんの痛みを取り去って、喜んでいただけるからです。

ただし、そのためには、カイロプラクティックを受けに来ていただくだけではふじゅうぶんです。日ごろの生活の中で、頸椎に負担をかけていた姿勢を改善し、できる範囲でセルフケアをやっていただくことが重要です。

そこで、私は治療の一環として、そういった指導やアドバイスにも力を入れています。もちろん、人により環境によって、できることとできないことがありますので、無理な指導はしません。無理なくできる範囲で、「どうすれば首を痛めにくい姿勢を保ち、日常的にご自分でも頸椎が調整できるだろうか」と、常に考えてアドバイスしています。

次章では、その主な内容を、首の痛みの「頸椎エクササイズ」および「生活処方箋」として、できるだけわかりやすく紹介したいと思います。

# 第3章

# 首の痛みを自分で治す秘訣

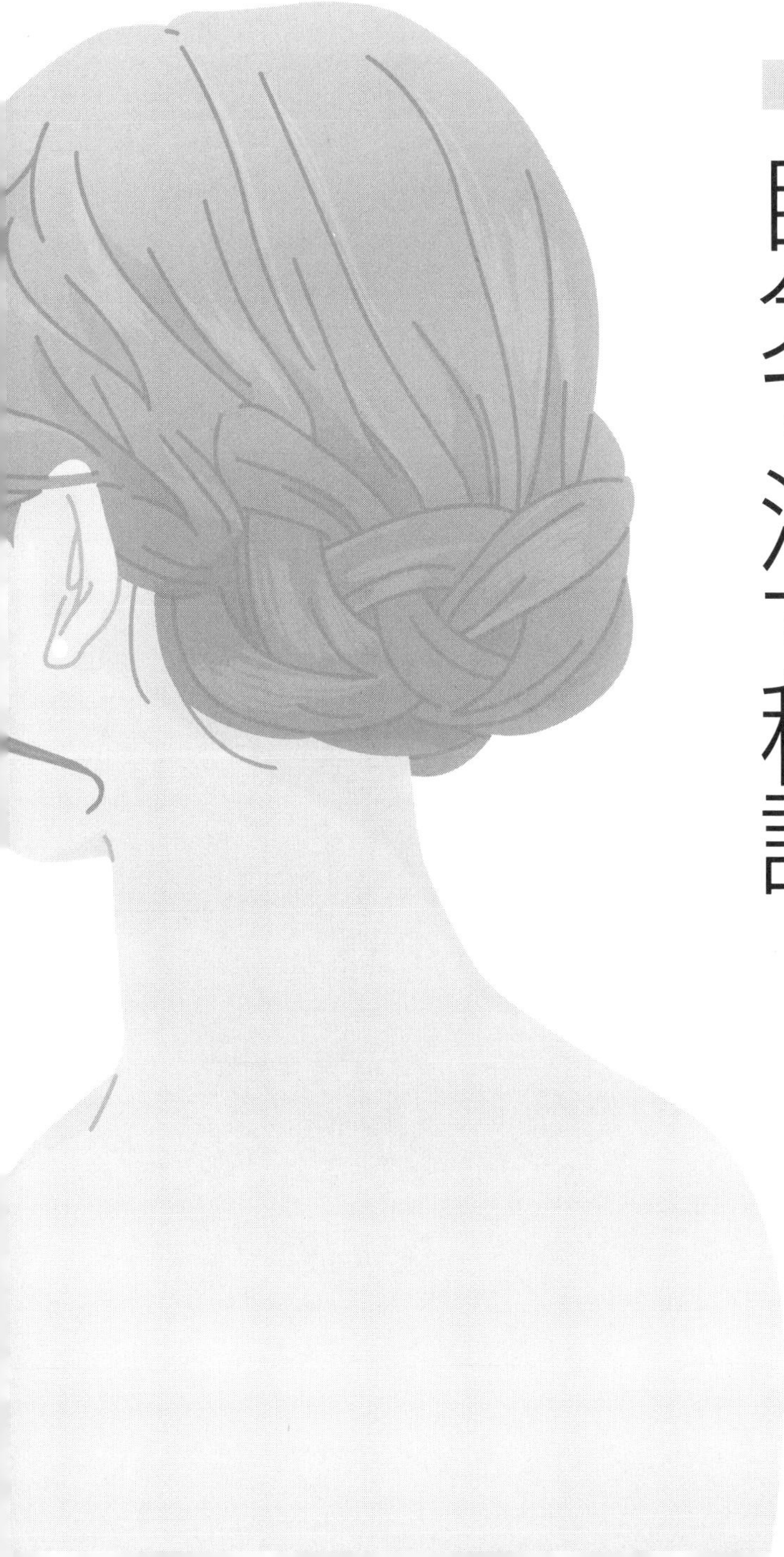

パート1

# 首の痛みや腕のしびれを取る「頸椎エクササイズ」

## 固まった筋肉や背骨を無理なく伸ばす

本章では、家庭や日常生活の中で行える首の痛みの対策を、パート1とパート2に分けて紹介しましょう。

パート1では、首の痛みや腕のしびれ、肩こりなどを抱える人が、ご自分で行って症状を軽減・解消したり、悪化を予防したりできる動作を「頸椎《けいつい》エクササイズ」として紹介します。必ずしも頸椎（背骨の首の部分）そのものを動かすとは限りませんが、どれもが頸椎症の予防や改善に効果を発揮する体操なので、「頸椎エクササイズ」と名づけました。すべて、当院にカイロプラクティックを受けにみえる患者さんたちに、家庭での補助療法としておすすめしているものです。

当院でカイロプラクティックを受けて、首の痛みがやわらいだり、取れたりした患者さんも、日常生活の中で何も対策を講じなければ、体の状態が多少戻ってしまいます。少しでもセルフケアを心がけていただくと、戻り方が少なくてすみます。

そこで私は、自宅や職場で手軽に行えて、背骨が矯正《きょうせい》され筋肉の状態が整うさまざまな体操を考案し、指導してきました。ここでは、そのなかから、とくに簡単で効果的なものを厳選して紹介しましょう。

カイロプラクティックは治療者が患者さんに対して行う手技療法で、自分に施《ほどこ》せるものではありませんが、その技術に基づいた体操を日常的に行えば、カイロプラクティックに準ずる背骨の矯正効果が得られます。

どれも、固まった背骨や筋肉を無理なく伸ばしたり、鍛《きた》えたりして、体のリセットを促《うなが》す動作になっています。マイルドな動作なので、基本的には安全に行えますが、以下の点に注意してください。

## ●めまいやふらつきを感じたら行わない

ここにあげる頸椎エクササイズのなかには、グッと力を込めるものや、頭を低くするものなどがあります。その結果、めまいやふらつきが起こるようなら、無理に行わないでください。

### ●高血圧や脳血管障害のある人は医師に相談のうえで行う

高血圧の人や、脳梗塞《のうこうそく》（脳の血管がつまって起こる病気）をはじめとする脳血管障害の経験がある人、それらで治療中の人などは、医師に相談のうえで行ってください。

### ●ケガや事故の直後は禁止

ケガや事故で、首はもちろんのこと、首以外も損傷しているときは行わないこと。じゅうぶんに回復してから行いましょう。

### ●痛みや違和感が出たら中止

頸椎エクササイズをすると、こわばった筋肉がほぐれ、背骨が伸びるので、普通は気持ちよく感じます。もしも、痛みや違和感が出た場合は中止してください。

## 三種類の体操で痛み、しびれ、こりを解消

以下にあげるのは、いつでも手軽にできる三種類の頸椎エクササイズです。時間がないときは1の「ゼロ筋トレ」だけ行っても効果的です。

## 1 「ゼロ筋トレ」筋トレ＋ストレッチで効果倍増

頭の上で両手を組んで、両腕で「0《ゼロ》」の形を作り、肩甲骨《けんこうこつ》（背中の上部で左右にある逆三角形の大きな骨）を寄せて下げる体操です。左右の肩甲骨を寄せて引き下げることで、背中にある下《か》部僧帽筋《ぶそうぼうきん》が鍛《きた》えられます。そこで、「ゼロ筋トレ」と名づけました。

ここで、ゼロ筋トレのメカニズムを説明しましょう。

まず、僧帽筋は、上部、中部、下部の三つの部分からできています。「ゼロ筋トレ」はそのうちの下部僧帽筋を鍛えます。それに加え、首から肩に広がる上部僧帽筋と肩甲挙筋《けんこうきょきん》をゆるめる効果もあります。さらに、胸筋《きょうきん》（大胸筋、小胸筋）をゆるめる効果もあります。

肩こりや首の痛みがある人は、たいてい上部僧帽筋と肩甲挙筋に力が入って短くなり、肩甲骨が頭のほうへ持ち上がった状態になります。

ゼロ筋トレで下部僧帽筋に力を入れると、肩こりで持ち上がっている肩甲骨が引き下げられます。すると、肩甲骨を持ち上げていた上部僧帽筋と肩甲挙筋はゆるんで伸びます。

ここで、第1章の49ページで説明した張力《ちょうりょく》を思い出してください。ゼロ筋トレによって、この二つの筋肉がゆるんで張力がへり、首の痛みや肩のこりが改善するのがわかるでしょう。

下部僧帽筋に力を入れると、もう一つの効果が生まれます。背中で肩甲骨が引き寄せられて、体の前にある胸筋がゆるみます。胸筋がゆるむと、肩甲骨や肩全体も後ろに引きやすくなるので、姿勢がよくなる効果があります。

背中にある下部僧帽筋と、その前側にある胸筋とは、肩甲骨を前後に引っぱる綱引きをしているといえます。

ゼロ筋トレは、下部僧帽筋を鍛えるだけで、首の痛みや肩こりの治療になり、また姿勢も改善するので、一石二鳥の体操といえます。

ゼロ筋トレのやり方は、以下のとおりでとても簡単です。立ってやっても、座ってやってもかまいません。仕事の合間やテレビを見ながらでもできるので、ぜひやってみてください。

**【ゼロ筋トレのやり方】**

❶両手を頭上に上げて組み、大きな0の形を作る。一方の手を他方でつかんでもよいし、両手の指を軽く組んでもよい

❷腕を0の形に保ったまま、左右の肩甲骨を体の中心（背骨）に引き寄せる。胸を張り、ひじをやや後ろに引くと寄せやすい

❸引き寄せた肩甲骨をそのまま引き下げる。腕が下がりすぎないように注意しながら肩甲骨を下げる

# ゼロ筋トレのやり方

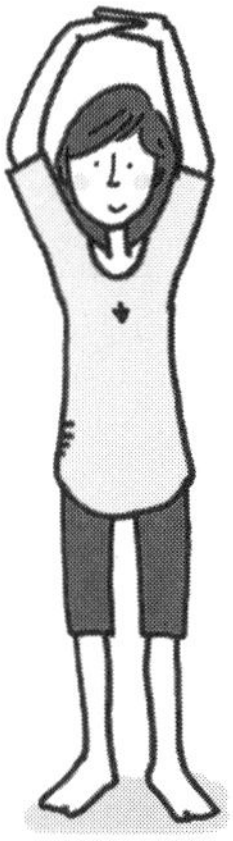

❶両手を頭上に上げて組み、大きな０の形を作る。一方の手を他方でつかんでもよいし、両手の指を軽く組んでもよい

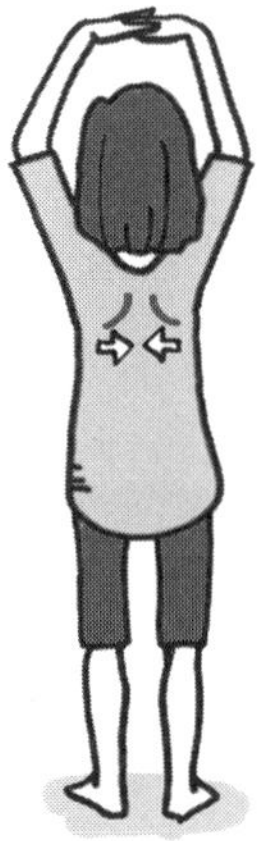

❷腕を０の形に保ったまま、左右の肩甲骨を体の中心（背骨）に引き寄せる。胸を張り、ひじをやや後ろに引くと寄せやすい

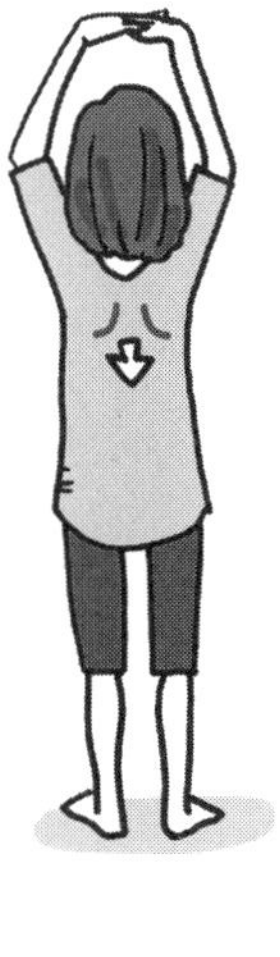

❸引き寄せた肩甲骨をそのまま引き下げる。腕が下がりすぎないように注意しながら肩甲骨を下げる

❹この状態で10～15秒保ったあと、脱力して②の姿勢に戻る。以上を3回くり返すことを１セットとし、１日に何セット行ってもよい

❹この状態で一〇～一五秒保ったあと、脱力して②の姿勢に戻る。以上を三回くり返すことを一セットとし、一日に何セット行ってもよい

★注意！

上げた腕は0の形を保つように注意してください。ひじが下がりすぎると、使われる筋肉が変わって効果が減少します。肩が硬くて、腕を高く上げられない、あるいは両手を組めない人は、できる範囲でひじを高く持ち上げて行ってください。

## 2「背骨ストレッチ」 ネコ背を矯正して背骨のS字カーブを回復

頸椎症による首の痛みを抱える人は、多くの場合、首が前に出て背中が丸まり、ネコ背になっています。姿勢に気をつけてネコ背を解消しようとしても、なかなかうまくいきません。なぜなら、この姿勢が定着して、ネコ背の形で背骨が固まり、筋肉もこわばっているので、気をつけても直らないのです。

そこで、こわばった胸の筋肉をストレッチし、胸椎《きょうつい》（背骨の胸の部分）の動きをよくするのが「背骨ストレッチ」です。

正常な背骨は、頸椎が軽い前弯《ぜんわん》（丸みが前に向かう形のカーブ）、胸椎が軽い後弯《こうわん》（丸みが後

ろに向かう形のカーブ）、その下にある腰椎《ようつい》（背骨の腰の部分）が軽い前弯、仙骨《せんこつ》（背骨のいちばん下にある三角形の骨）がまた軽い後弯になっており、全体がゆるやかなS字カーブを描いています。

頸椎症を起こす人の背骨は、このS字カーブがくずれて、頸椎が真っすぐ前に出たストレートネックになっていたり、胸椎から仙骨にかけて大きなCの字を描くように背骨が丸まっていたりします。背骨ストレッチは、頸椎の土台の部分から改善するエクササイズです。

「背骨のゆがみ」というと、一般に多くの人は左右のゆがみを気にします。つまり、鏡で正面から見たときの左右の肩の高さの違い、骨盤《こつばん》の高さの違い、頭の傾きなどです。ところが、それらの左右の違いはせいぜい数ミリから一センチ、二センチあるかどうかです。

ところが、横から見たときの前後のゆがみは、左右とはけた違いに大きくなります。ネコ背で頭が前に出た状態だと、正常な位置から一〇センチずれることもめずらしくありません。当然、体への負担は、前後にずれたときのほうがはるかに大きくなります。

姿勢の悪化は、多くの人が気にする左右のズレやゆがみより、前後のズレやゆがみのほうがはるかに重要なのです。座った姿勢などで悪化しやすいのも前後のズレやゆがみです。

それだけに、日ごろから心がけて前後のゆがみをリセットすることが大切です。本書で紹介する三つの頸椎エクササイズは、すべて前後のゆがみのリセットに役立ちますが、なかでもその効果が大きく、背骨のS字カーブの回復促進に役立つのが背骨ストレッチです。

**【背骨ストレッチのやり方】**

❶足を肩幅に開いて立つ

❷両腕を背中側に回し、お尻のところで手を組む（手の組み方は自由）

❸ひじを伸ばして胸を張り、腕を後ろに少し持ち上げる。さらに、腕全体を手の方向へ引き下げる。一〇～三〇秒キープしたあと、力を抜いて②の姿勢に戻る。以上を三回くり返すことを一セットとし、一日に何セット行ってもよい

**★注意！**

できるだけ胸を張ります。③の動作で腕を上げすぎるとじゅうぶんに胸を張れなくなるので、腕を持ち上げすぎないように注意しましょう。肩が痛い人は無理をしないでください。その場合は、手を握らずに、ひじを伸ばして、肩よりやや下で両手を後ろに反らせるだけでも効果があります。

# 背骨ストレッチのやり方

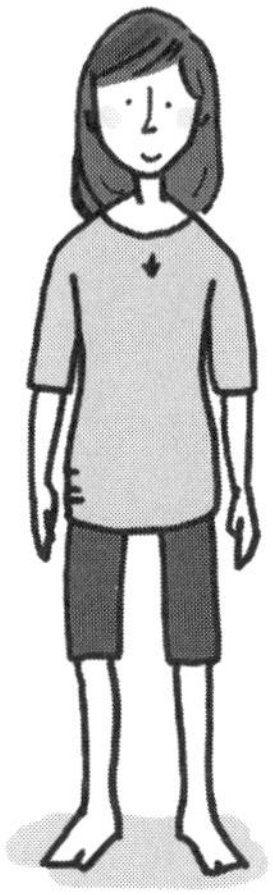

❶足を肩幅に開いて立つ

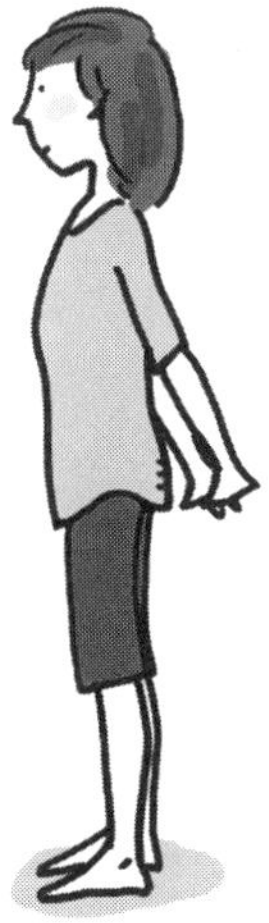

❷両腕を背中側に回し、お尻のところで手を組む（手の組み方は自由）

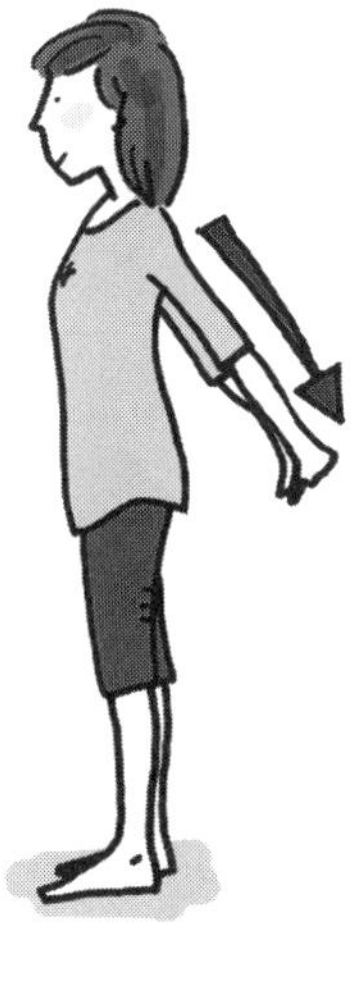

❸ひじを伸ばして胸を張り、腕を後ろに少し持ち上げる。さらに、腕全体を手の方向へ引き下げる。10～30秒キープしたあと、力を抜いて②の姿勢に戻る。以上を3回くり返すことを1セットとし、1日に何セット行ってもよい

●バリエーション【イスに座って行う背骨ストレッチ】

背骨ストレッチは、次のようにイスに座って行うこともできます。この方法ならオフィスでも行いやすいので、仕事の合間などにどうぞ。とくに、パソコンを長時間使う人におすすめです。また、肩が痛い人も、イスに座って行うこちらのやり方のほうがらくに行えるでしょう。

【イスに座って行う背骨ストレッチのやり方】

❶イスに深く腰かけ、背もたれに寄りかかる

❷肩の高さよりやや下に、両腕を真横に持ち上げる。翼を広げるように両腕を後ろに引き、胸を反らす。手のひらは上を向くようにすると効果的

❸一〇～三〇秒キープしたあと、力を抜いて①の姿勢に戻る。以上を三回くり返すことを一セットとし、一日に何セット行ってもよい

なお、イスの背もたれの高さや広さによっては、②の動作で腕が背もたれにつかえることがあります。その場合は、適宜、上体を前に出しながら胸をじゅうぶんに張るようにしてください。

# イスに座って行う背骨ストレッチのやり方

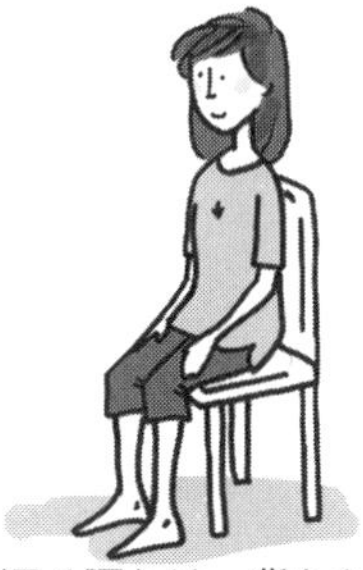

❶イスに深く腰かけ、背もたれに寄りかかる

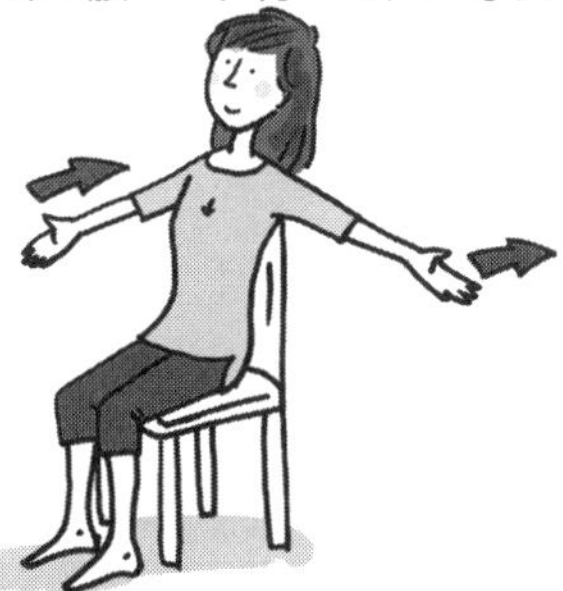

❷肩の高さよりやや下に、両腕を真横に持ち上げる。
翼を広げるように両腕を後ろに引き、胸を反らす。
手のひらは上を向くようにすると効果的

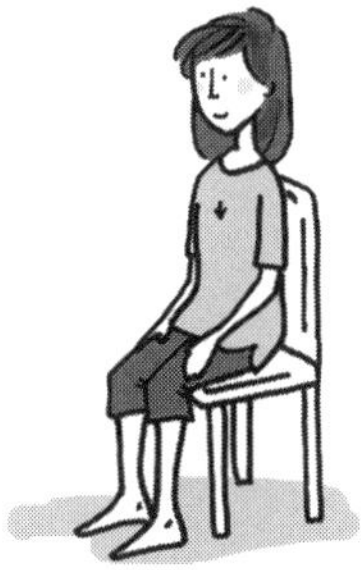

❸10〜30秒キープしたあと、力を抜いて①の姿勢に
戻る。以上を3回くり返すことを1セットとし、1日
に何セット行ってもよい

## 3 「首伸ばし」 つまった頸椎の間をやさしく広げる

肩こり・首こりに始まり、首や腕の痛み・しびれなどを起こす頸椎症。その根本的な原因となっている神経の圧迫を取り除く体操です。頸椎症でつまりやすい頸椎同士の間、とくに神経の通り道である椎間孔《ついかんこう》を無理なく広げます。

首のこりや痛みのある頸椎症全般に効果的ですが、なかでも腕や手のしびれ・痛みが出る頸椎《けいつい》症性神経根症《しょうせいしんけいこんしょう》（くわしくは29ページを参照）や、頸椎椎間板《けいついついかんばん》ヘルニアの神経根症タイプ（くわしくは36ページを参照）のケアとしておすすめです。

頸椎の間を広げるという目的は、整形外科などでも行われることがある牽引療法《けんいんりょうほう》と同じですが、牽引療法より首伸ばしのほうが無理なく効果的に行えます。とくに、首伸ばしは、頸椎を前に曲げて伸ばすことで、高い効果を発揮します。

通常、牽引療法は、座った姿勢で機械的に首を持ち上げます。牽引療法は頸椎を伸ばして真っすぐにするので、頸椎を前に曲げる首伸ばしとは作用が異なります。また、座った姿勢をとっている限り、首には頭の重さがのしかかっているので、負荷《ふか》をかけながら持ち上げることになります。しかも、機械的に持ち上げるので、その人に必要な牽引の程度とピッタリ合っていればよいのですが、強すぎれば負担になり、弱すぎれば効果が弱いということになりがちです。

ここで紹介する首伸ばしは、頭を下げて首に力を入れなくてよい体勢で行います。頭の重さを取り去って行うので、効果が得やすくなります。そして、自分の頭の重さを利用して頸椎の間を自然に広げたあと、自分の手で無理のない範囲にそっと頭を押して、さらに広げます。自分にとって気持ちのいい範囲で行うことで、適切な力が加えられます。

首や肩のこりを感じている人が、首の痛みの予防法として行うのもよいでしょう。とくに、頸椎のあたりが重だるく、つまったような感じがする人が行うと、そうした症状の改善と首の痛みの予防に役立ちます。

ただし、この体操は頭を下に向けるので、首にはやさしいのですが、高血圧や脳血管になんらかの障害や心配がある人には負担になる場合があります。そのような場合は、事前に医師に相談してください。また、めまいがしたり、痛みや違和感が生じたりしたら中止しましょう。

首伸ばしには数種類のバリエーションがありますが、ここではまず、最もシンプルで効果が高く、どこでもできる、立って行う首伸ばしを紹介します。

立って行う首伸ばしは、どこでも行えるので便利です。ただし、慣れるまでは、イスなどに一方の手をついて行うとよいでしょう。とくに、頭を下げるときに少しでも不安定さや不安感のある人はそうしてください。

**【首伸ばしのやり方】**

❶足を肩幅に開いて立つ（慣れるまでは、後述するバリエーション1を行うとよい）

❷ゆっくり前屈して上体を下げ、さらに頭を少しずつ下げていく。このとき、片方の手を腰の後ろにのせておく

❸頭頂部が真下に向くところまで下げ、首の力を抜く。頭の重みで首が自然に引っぱられて伸びる感じにする

❹もう一方の手を後頭部に当てる。手のひら全体を使って、後頭部を包み込むように当てるとよい。その手で、さらに首が伸びるようにジンワリと押さえる。とくに症状が出たり、悪化したりしなければ、首が曲がるように押す

❺一〇～三〇秒保ったあと、手を後頭部から離し、ゆっくり徐々に上体を上げて①の姿勢に戻る。以上を三回くり返すことを一セットとし、一日に数セット行う

★注意！

一方の腕にしびれや痛みのある頸椎症性神経根症や頸椎椎間板ヘルニアの神経根症タイプの人は、②で腰の後ろにのせる手は症状のあるほうにし、④の動作は症状がないほうの腕で行ってください。

## 首伸ばしのやり方

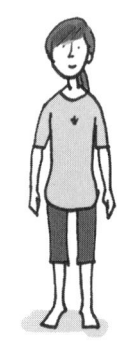

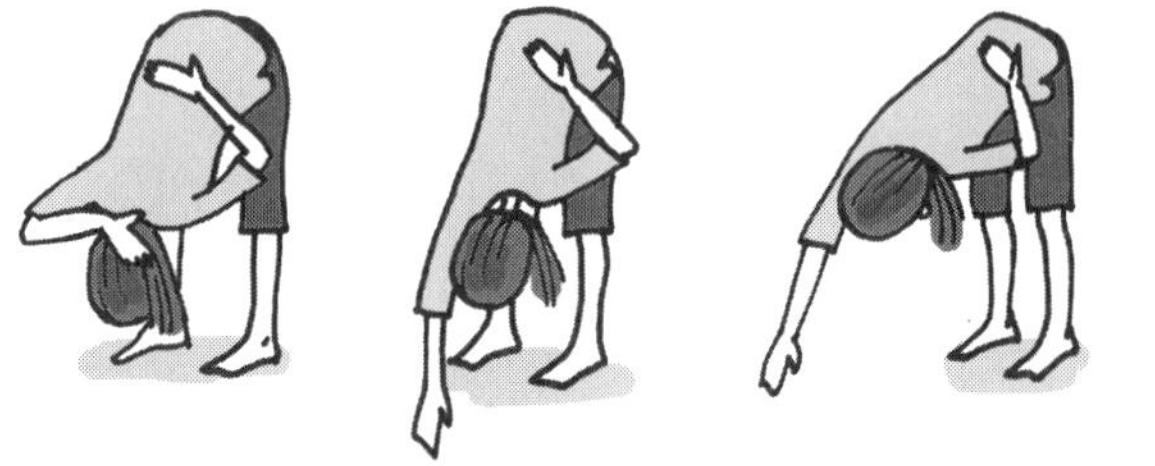

❶足を肩幅に開いて立つ（慣れるまでは、後述するバリエーション1を行うとよい）

❷ゆっくり前屈して上体を下げ、さらに頭を少しずつ下げていく。このとき、片方の手を腰の後ろにのせておく

❸頭頂部が真下に向くところまで下げ、首の力を抜く。頭の重みで首が自然に引っぱられて伸びる感じにする

❹もう一方の手を後頭部に当てる。手のひら全体を使って、後頭部を包み込むように当てるとよい。その手で、さらに首が伸びるようにジンワリと押さえる。とくに症状が出たり悪化したりしなければ、首が曲がるように押す

❺10~30秒保ったあと、手を後頭部から離しゆっくり徐々に上体を上げて①の姿勢に戻る。以上を3回くり返すことを1セットとし、1日に数セット行う

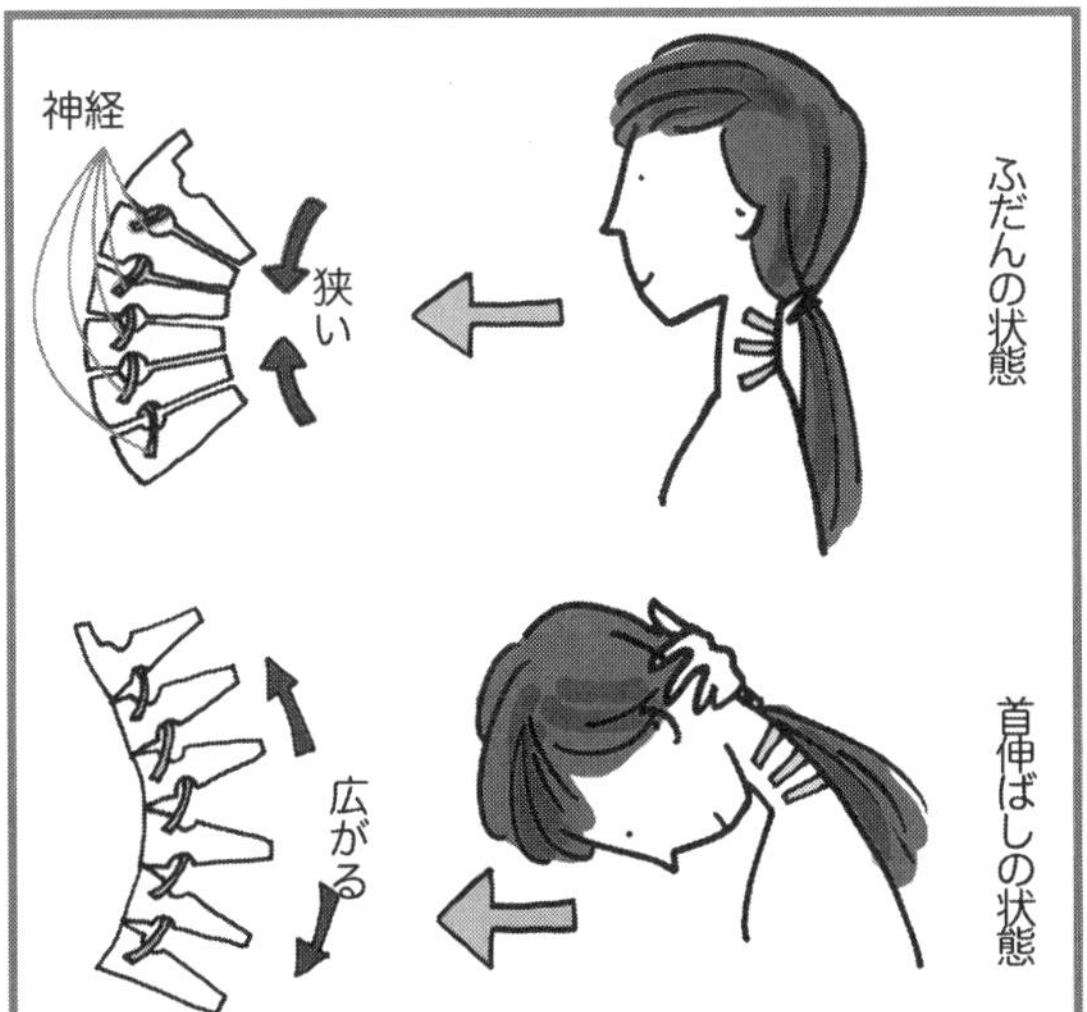


つまっていた骨と骨の間が広がり、神経の圧迫が取り除かれる

## ●バリエーション1【イスに腕をのせて行う首伸ばし】

立って行う基本の首伸ばしは、どこでもできるので便利なのですが、足腰の弱い人ではふらつきを起こしやすい場合があります。そういう場合には、イスに腕や体をのせて首伸ばしを行うとよいでしょう。まず、イスに腕をのせて行うやり方をバリエーション1として紹介します。

なお、バリエーション1・2ともに、低めの安定したイスを使ってください。基本の首伸ばしと同じく、一方の腕にしびれや痛みがある場合は、症状のないほうの手で後頭部を押しましょう。

### 【イスに腕をのせて行う首伸ばしのやり方】

❶イスの前に足を肩幅に開いて立つ。イスとつま先の間は一〇～一五センチ程度離しておく
❷体を前に倒して、片方の前腕をイスの上に置く。手のひらは上向きでも下向きでもよい
❸軽くあごを引いて、頭を下げる。頭頂部がイスの座面に向き、頭の重みで首が伸びる感じにする
❹後頭部を包み込むようにもう片方の手のひらを当て、さらに首が伸びるように押さえる。自分の気持ちのいい範囲で押さえること
❺一〇～三〇秒保ったあと、手を後頭部から離し、ゆっくり徐々に上体を上げて①の姿勢に戻る。以上を三回くり返すことを一セットとし、一日に数セット行う

# イスに腕をのせて行う首伸ばしのやり方

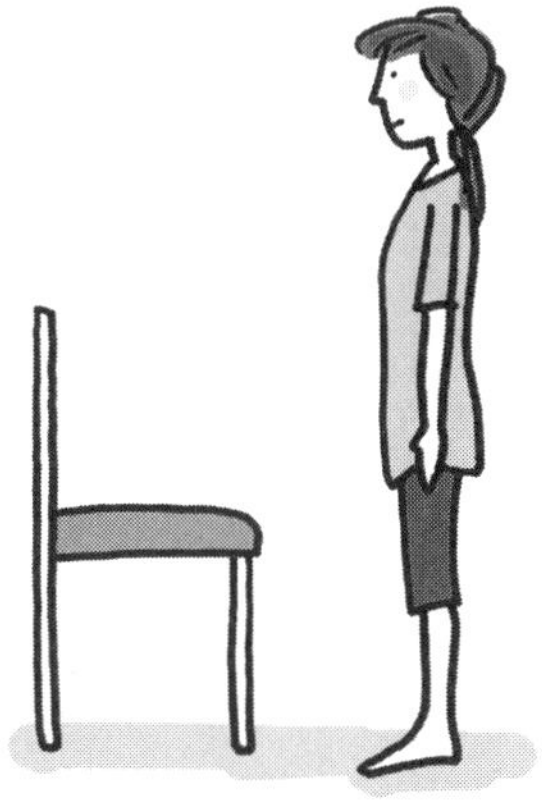

❶イスの前に足を肩幅に開いて立つ。イスとつま先の間は10〜15センチ程度離しておく

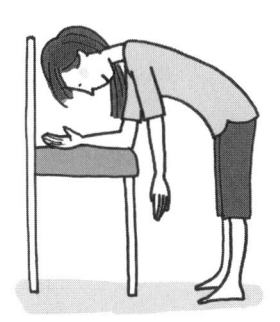

❷体を前に倒して、片方の前腕をイスの上に置く。手のひらは上向きでも下向きでもよい

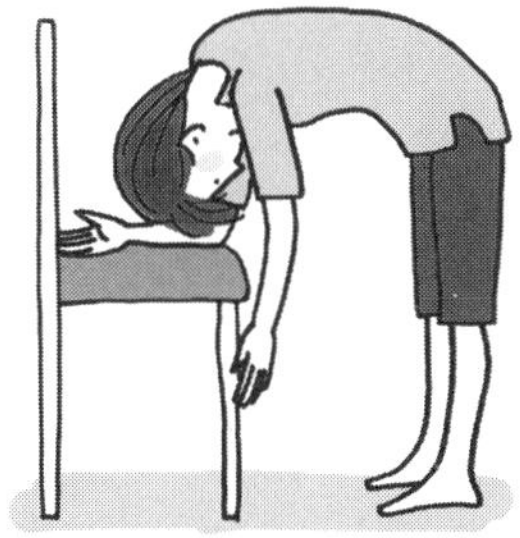

❸軽くあごを引いて、頭を下げる。頭頂部がイスの座面に向き、頭の重みで首が伸びる感じにする

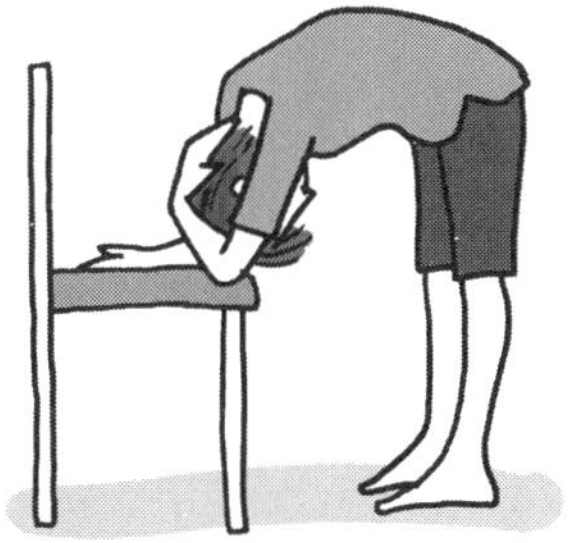

❹後頭部を包み込むようにもう片方の手のひらを当て、さらに首が伸びるように押さえる。自分の気持ちのいい範囲で押さえること

❺10〜30秒保ったあと、手を後頭部から離し、ゆっくり徐々に上体を上げて①の姿勢に戻る。以上を3回くり返すことを1セットとし、1日に数セット行う

★注意！

頭の重さが首にじゅうぶんかかるように、頭頂部はイスの座面につかないようにします。前腕をイスにのせないで、手をイスにのせるだけでもかまいません。頭を下げて腕にしびれや痛みが増す人は、頭を押さえる腕とイスにつく腕を左右入れ替えてもかまいません。

## ●バリエーション2【イスに体をのせて行う首伸ばし】

バリエーション1より、さらに足腰への負担が少ない首伸ばしです。低めの安定したイスで、背もたれのないものが最も適していますが、背もたれがあるイスを横向きに使って行ってもけっこうです。

### 【イスに体をのせて行う首伸ばしのやり方】

❶低めの安定したイスの座面に、胸から上腹部がのる感じにする。肩・腕はイスの座面にのせないで完全にはみ出す位置にしておく

❷首の力を抜き、頭を下げる。頭頂部が床に向き、頭の重みで首が伸びる感じにする

❸後頭部を包み込むように一方の手のひらを当て、さらに首が伸びるように押さえる。自分の気

## イスに体をのせて行う 首伸ばしのやり方

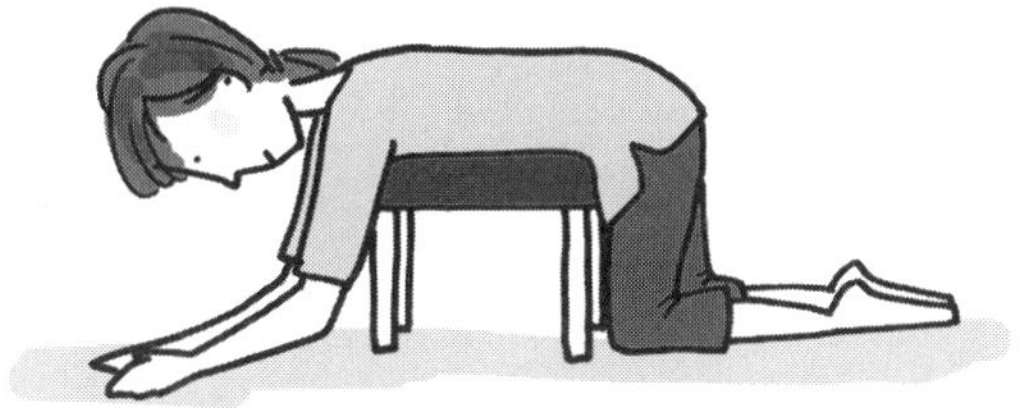

❶低めの安定したイスの座面に、胸から上腹部がのる感じにする。肩・腕はイスの座面にのせないで完全にはみ出す位置にしておく

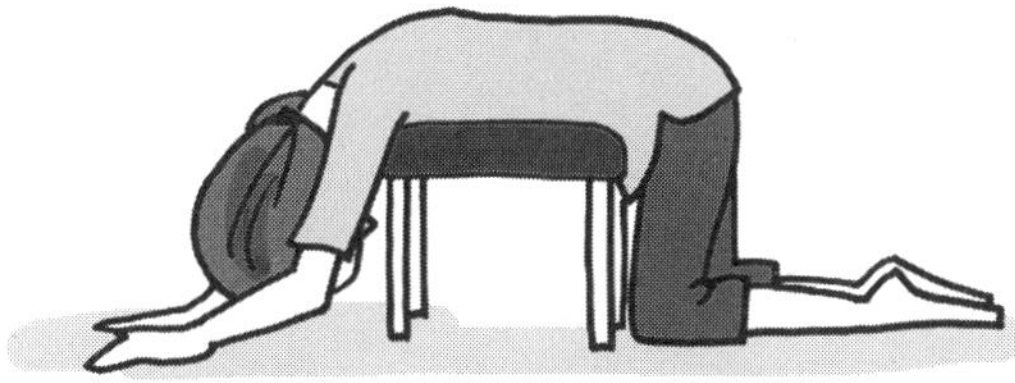

❷首の力を抜き、頭を下げる。頭頂部が床に向き、頭の重みで首が伸びる感じにする

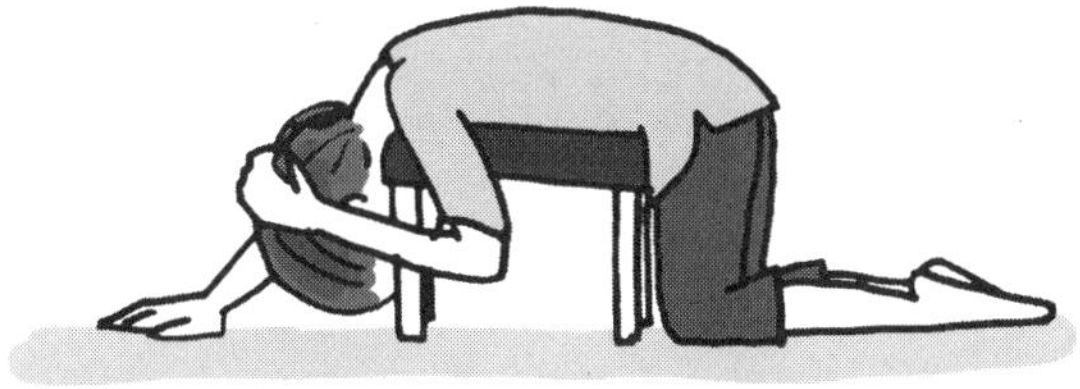

❸後頭部を包み込むように一方の手のひらを当て、さらに首が伸びるように押さえる。自分の気持ちのいい範囲で押さえること

❹10〜30秒保ったあと、手を後頭部から離し、ゆっくり頭と体を起こして休む。以上を3回くり返すことを1セットとし、1日に数セット行う

持ちのいい範囲で押さえること

❹一〇～三〇秒保ったあと、手を後頭部から離し、ゆっくり頭と体を起こして休む。以上を三回くり返すことを一セットとし、一日に数セット行う

なお、ベッドにうつぶせになって、同様の首伸ばしを行うこともできます。その場合は、ベッドの端のラインから、肩が一五センチほど出る位置にうつぶせになって、頭を垂らすように下げ、②以下を同じように行います。

## 頸椎エクササイズの効果をチェックしてみよう

頸椎エクササイズの効果を確かめると、モチベーション（動機づけ）が高まるうえに、自分にとってより効果的なやり方を探すのにも役立ちます。そこで、簡単な動作でわかる頸椎症チェックのやり方を紹介しておきましょう。

このチェックを行ったあと、頸椎エクササイズを行って、再びチェックすると、ほとんどの場合は首が回りやすくなっているはずです。この効果は、最初のうちは日常生活の中で元に戻りますが、頸椎エクササイズを続けることで安定してきます。

なかには、非常にがんこな筋肉や頸椎のこわばりがあって、一度行ったくらいでは改善されないこともありますが、そういう場合も、続けるにつれて改善されていきます。ですから、頸椎エクササイズを行う前とあとの比較だけでなく、しばらく続けたあとの変化を見るのにも、このチェックを利用するといいでしょう。

そのほかに、本章のパート2で紹介する生活改善が、適切にできているかを知る目安にもなります。

## 【二人で行う頸椎症チェックのやり方】

頸椎症がない健康な首の人は、後ろを振り向いたとき、痛みや違和感なく、後ろの広範囲の景色が見えます。一般に、頸椎症が進むにつれて、振り向ける角度が小さくなってきます。このことを利用したチェック法です。

❶チェックされる人の真後ろにチェックをする人が立ち、両腕をしっかり伸ばして、チェックされる人の肩の上に手を置く

❷チェックされる人は、首を回して後ろを振り向き、チェックする人の肩や顔など、どこまで見えるかを確認する。左右で振り向ける角度が違う場合もあるので、左右両方を行う

❸頸椎エクササイズを行ったあと、あるいはしばらく続けたあとに、同様にチェックして変化を

調べる

## 2人で行う頸椎症チェックのやり方

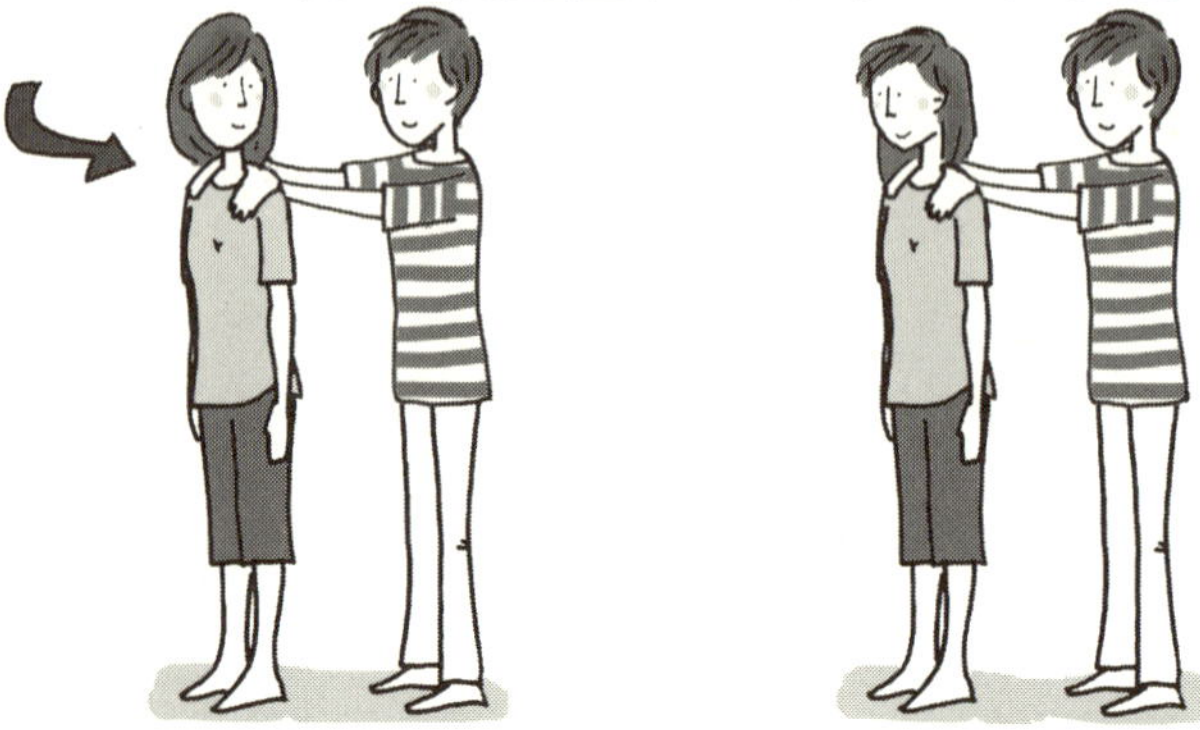

❶チェックされる人の真後ろにチェックする人が立ち、両腕をしっかり伸ばしてチェックされる人の肩の上に手を置く

❷チェックされる人は、首を回して後ろを振り向き、チェックする人の肩や顔など、どこまで見えるかを確認する。左右で振り向ける角度が違う場合もあるので、左右両方を行う

❸頸椎エクササイズを行ったあと、あるいはしばらく続けたあとに、同様にチェックして変化を調べる

★チェックポイント!

首が健康な人は、後ろに立つ人の顔の一部が見えます。肩までしか見えない人は、すでに首の動きが悪くなっていて、頸椎症の予備軍と考えられます。もし振り返って肩も見えなければ、頸椎やそのまわりの筋肉がかなり硬くなっていて、すでに頸椎症になっている可能性が高いでしょう。

また、振り返ったときに、首まわりに痛みや違和感が出る場合は、頸椎症の初期症状が始まっていると考えられます。

パート2

# 首にやさしい暮らし方の「生活処方箋」

## 首の痛みの根本に〝効く〟のは生活改善

専門家によるカイロプラクティックを受けたり、パート1にあげたような頸椎エクササイズを行ったりして症状が改善されても、姿勢などの生活習慣を改善しなければ、首のこりや痛みが再発する可能性が高くなります。

整形外科で鎮痛薬《ちんつうやく》を処方されて痛みを抑えているときも、もちろん同じです。また、頸椎症が悪化して手術を受けた人も、再発を防ぐには生活を見直すことが欠かせません。

首の痛みの根本に〝効く〟のは生活改善です。そこでパート2では、首の痛みの予防・改善・解消に効果的な日常生活の工夫を、「生活処方箋」として紹介しましょう。

「生活改善」というと、「めんどう」「効果がハッキリしない」「続かない」と思う人も多いようです。しかし、首の痛みの場合、適切な生活改善をすれば、比較的すぐに効果が現れます。実際はそれほどめんどうなこともなく、ちょっとしたひと手間で、首への負担が大きく違ってくるのです。気軽に取り組んでいただけば、その違いが実感でき、続けるモチベーションも得やすいと思います。

そのさいには、一日のうち、あなたが最も長い時間を費《つい》やしている作業の姿勢から改善していくとよいでしょう。たとえば、イスに座っている時間が長いなら座り姿勢、パソコン作業を長く行っているならパソコン作業中の姿勢、立って仕事や作業をしている時間が長いなら立ち姿勢を、まずは改善しましょう。

では以下に、さまざまな姿勢の改善ポイントをあげていきます。

## 五つのステップで首にやさしい座り方を

首の痛みを招いている生活習慣は人それぞれですが、なかでも最も多いのが「イスの座り姿勢」が悪いパターンです。

これまで述べてきたとおり、頭が前に出て背中が丸まったネコ背の姿勢は、首に大きな負担をかけます。首を痛める人の大部分は、こうした座り方を長い時間しています。そこで、まずは首にやさしいイスの座り姿勢について述べましょう。

実際に首にやさしいイスの座り方をするには、「首を痛めにくいイス（あるいはそのように補正したイス）を使ったうえで、座り姿勢をよくする」という二段階の対策が必要です。

その第一段階であるイスの選び方や補正法は後述するとして、ここでは座り姿勢をよくする五つのステップを紹介します。

## 【首にやさしい座り姿勢のつくり方】

いままであなたがしていたネコ背などの悪い姿勢をとってから、以下の五つのステップをやってみてください。首にやさしい姿勢に変えるコツが、よりつかみやすくなるでしょう。

### ❶骨盤を起こす

骨盤を垂直に立てます。これだけでも六～七割よい姿勢になります。

### ❷背中を伸ばす

肩甲骨の下端あたりの背骨を意識しながら、丸まった背中を伸ばし、胸を張ります。

### ❸肩を引く

肩を軽く後ろに引きます。

### ❹頭を引く

頭を心持ち後ろに引きます。あごを軽く引くだけでもかまいません。

### ❺背もたれに寄りかかる

①〜④で正しい姿勢になりますが、それだけではすぐに疲れて悪い姿勢に戻るので、背もたれにしっかりと寄りかかります。

以上が、私が考案した最も首にやさしいイスの座り姿勢です。

このステップの⑤は、たいへん重要です。しっかり力を抜いて正しい姿勢を保つことが、頸椎症の解消につながるからです。

「よい座り姿勢」といったときに、よくある勘違いとして、背もたれを使わず、背すじをピンと伸ばした座り方をする人が多く見られます。本などでも、これを「よい姿勢」として紹介しているものがあります。

確かにフォーマルな場では、イスに浅く腰かけ、背もたれを使わずに背すじを伸ばした姿勢がよいとされています。しかし、この姿勢は、見た目は美しいのですが、筋肉を緊張させて背骨を支えることになります。つまり、首から腰にかけて、筋肉の張力が増すので、肩こりや頸椎症の原因を自分でつくり出していることになります。また、短時間ならできても、時間が立つとくず

# 首にやさしい座り姿勢のつくり方

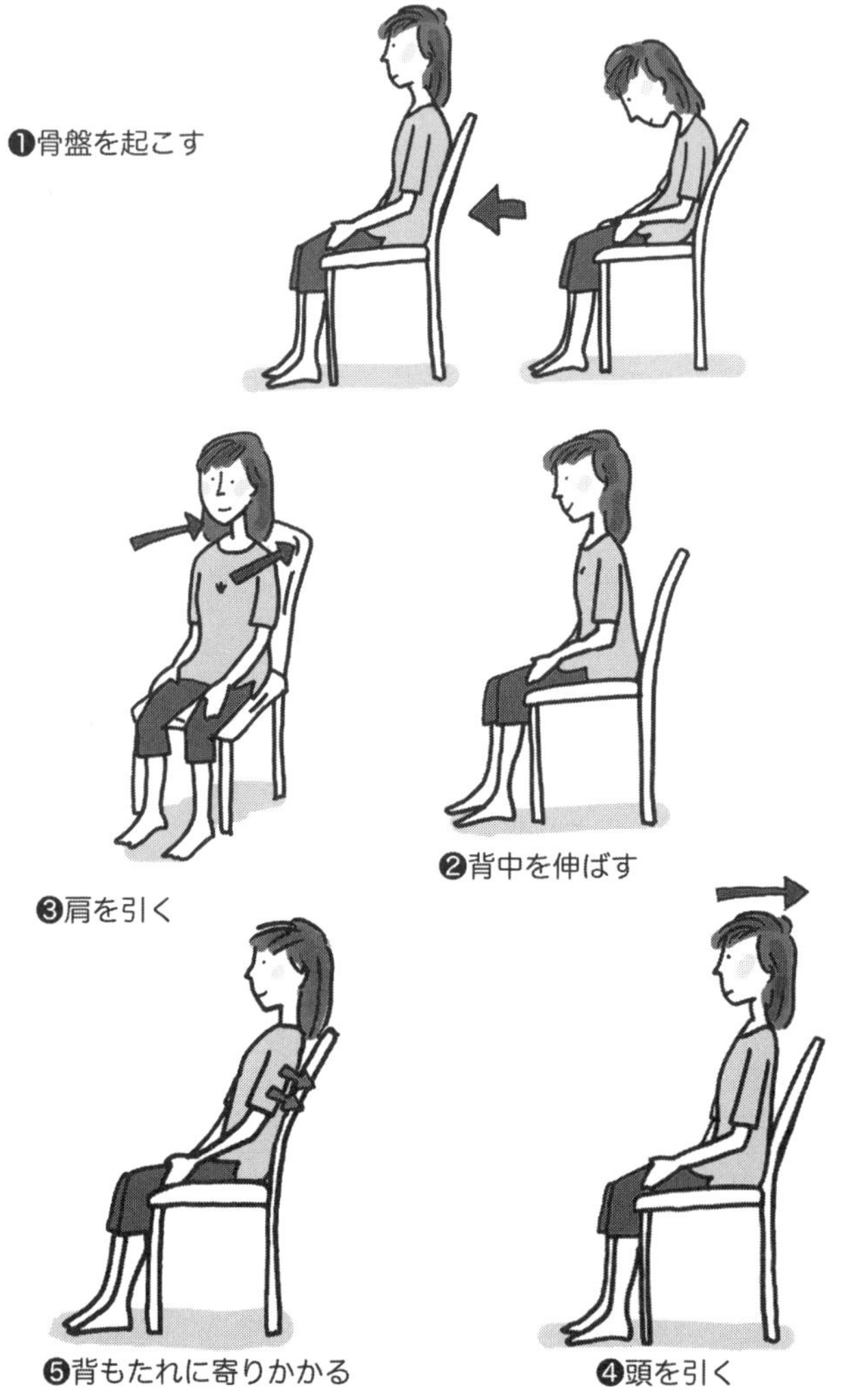

れやすいのも難点です。

首をいたわるには、ぜひ背もたれを活用したよい姿勢を、右の五つのステップでつくるようにしてください。

一見、めんどうに思えるかもしれませんが、「骨盤→背中→肩→頭→背もたれ」と、土台となる骨盤から一つずつ整えて、最後に背もたれで仕上げるステップになっていますから、一度覚えれば簡単にできます。最初のうちだけ意識すれば、意外と早く定着させることができますので、ぜひやってみてください。

## 首にやさしいイスの形を覚えておこう

「イス選び」は、首の生活処方箋において非常に重要な項目です。

私は、首の痛みを訴える患者さんがみえると、ふだん、職場や自宅でどんなイスを使っているか、くわしくうかがったり、携帯電話のカメラで撮ったイスの写真を見せてもらったりしたうえで、その対策を指導します。

首にやさしいイスは腰にもやさしいイスなのですが、そういったイスを使っている人はまれで、ほとんどの場合は、首にも腰にも悪いイスを使っています。

幸いにして職場などで買い換えてもらえるときや、患者さん自身が買い換える気持ちになられたときは、よいイスの条件を伝えて買いに行ってもらいます。さらに、可能な限り、候補に選んだイスの写真を見せてもらい、私がチェックしたうえで買ってもらうようにしています。

職場でも自宅でも、簡単には買い換えられないことのほうが多いので、その場合はクッションなどを使って補正してもらいます。

いずれにしても、首にやさしいイスの条件を知っておくことが大切です。以下にその条件をあげてみましょう。

**【首にやさしいイスの条件】**

**❶自分の体に合う大きさ**

奥まで深く腰かけたとき、床にきちんと足の裏がつくのが、その人に合う高さ・大きさのイスです。小柄な人が大きすぎるイスを使っているケースが多く見受けられます。

**❷背もたれが肩甲骨の下端より高い**

これより低いと、安定して体を支えられないので、背もたれの役割をじゅうぶんに果たせません。背もたれが高いイスを選びましょう。

**❸背もたれが垂直か心持ち鋭角に立ち上がったあと、ゆるやかなカーブで後ろに反っている**

具体的には左ページの図のようなフォルムで、これなら背骨のラインとフィットしやすいといえます。補正するときは、このフォルムに近づけます。

### ❹座面や背もたれに適度なクッション性がある

硬すぎるとリラックスできず、緊張を招いて首によくありません。硬い場合は薄いざぶとんなどを敷きましょう。

### ❺ひじ掛けはないか、もしくは調整できる

固定式のひじ掛けがあると、つっかえて体が机やテーブルに近づくことができず、前かがみ姿勢を助長することになりがちです。

実際には座ってみないとわかりにくいので、そのイスに深く腰かけて、前述の五つのステップの姿勢をとり、背もたれに寄りかかってみます。ある程度、力が抜ける位置でよい姿勢をつくることができ、背もたれと背中や腰の間に隙間ができないなら、首にやさしいイスといってよいでしょう。

逆に首に悪いイスの例としては、

・自分の体格に合わない（大きすぎる、小さすぎる）
・背もたれがない、一部分しかない、肩甲骨より低い

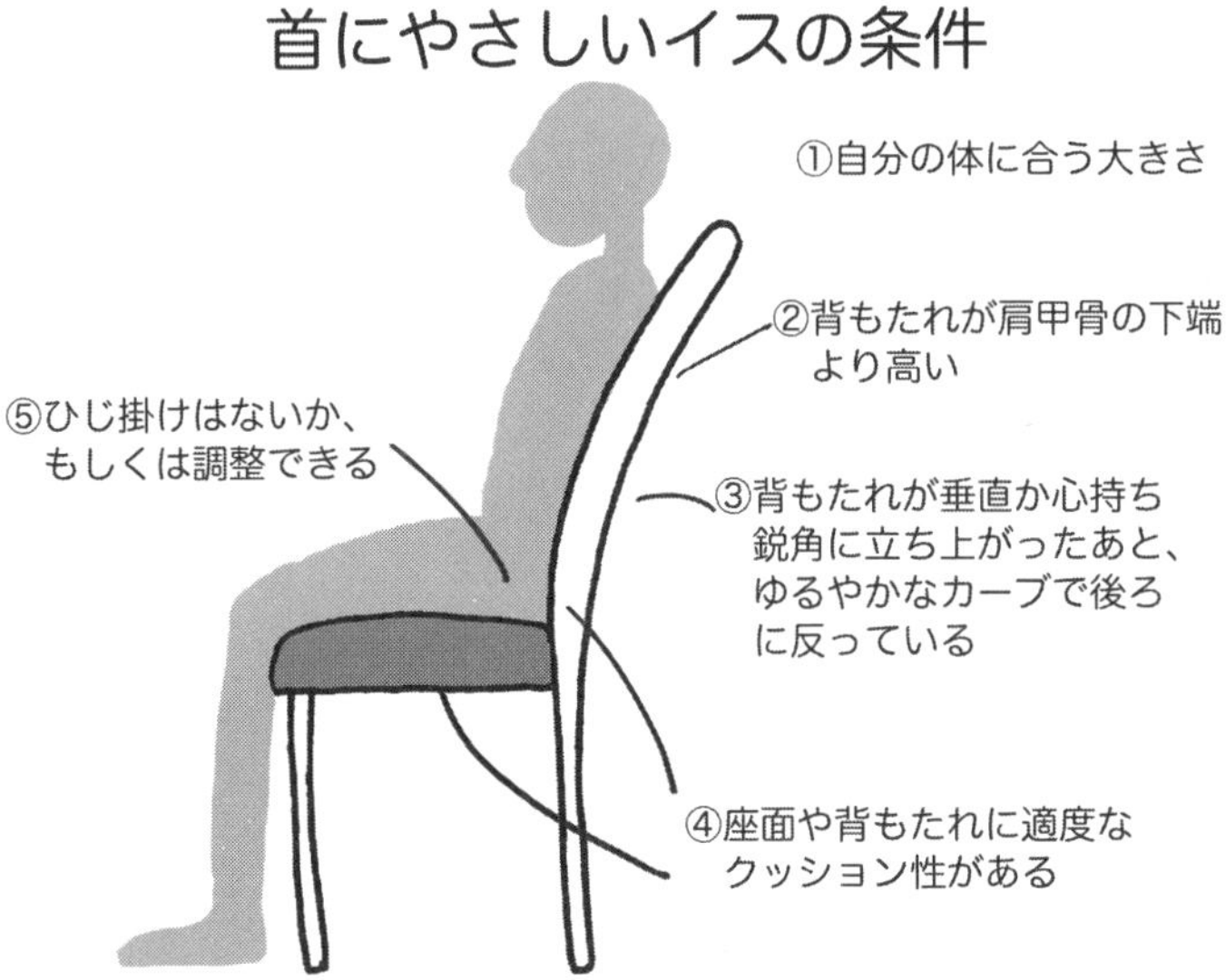
首にやさしいイスの条件
①自分の体に合う大きさ
②背もたれが肩甲骨の下端より高い
③背もたれが垂直か心持ち鋭角に立ち上がったあと、ゆるやかなカーブで後ろに反っている
④座面や背もたれに適度なクッション性がある
⑤ひじ掛けはないか、もしくは調整できる

・背もたれの角度が、直立しすぎ、寝すぎなどで不適切
・座面や背もたれが硬すぎる
・ひじ掛けがじゃまな位置にあって調整できない

などがあげられます。

しかし、現実には、こうしたイスをがまんして使わなければならないことのほうが多いでしょう。なかでも、事務用のイスでは、背もたれが一部分しかなかったり、角度が好ましくなかったりすることが多いものです。そういう場合には、クッションや丸めたタオルなどで補正しましょう。

職場では、与えられたイスを使わざるを得ず、やむを得ない面もありますが、実際には自宅でも体に合わない大きすぎるイスを使っていることがあります。小学校では、同じ教室に大きさの違うイスや机があります。体の大きさに合ったイス選びはとても大切です。

## 首に悪いイスをいいイスに変える

首に負担をかける悪いイスをできるだけ補正するには、先ほどあげた首にやさしいイスの形に近づけることがポイントになります。

クッションや専用の補助具などでこの形ができ、座って背もたれに寄りかかったときに、腰や背中と背もたれ（補助具）の隙間がなく、無理なく面で支えられればベストです。

面で支えるのがむずかしい場合は、少なくとも腰と背中の二点で支えるようにします。腰は骨盤（お尻）かそのすぐ上の腰椎部分を支えます。背中は、肩甲骨の下付近で、女性でいえばブラジャーのラインあたりです。

骨盤あるいは腰椎部をしっかり支えるように、巻いたタオル、クッション、折ったざぶとんなどを当てて補正します。はさむだけだと、立ち上がるたびにはずれてストレスになるので、ヒモなどで結んだり、簡単な背もたれカバーを作って固定したりするとよいでしょう。

イスを補正するときは、必ず実際に座ってみて、首にやさしい正しい姿勢をとれているか、よ

## 首に悪いイスの例と補正のコツ

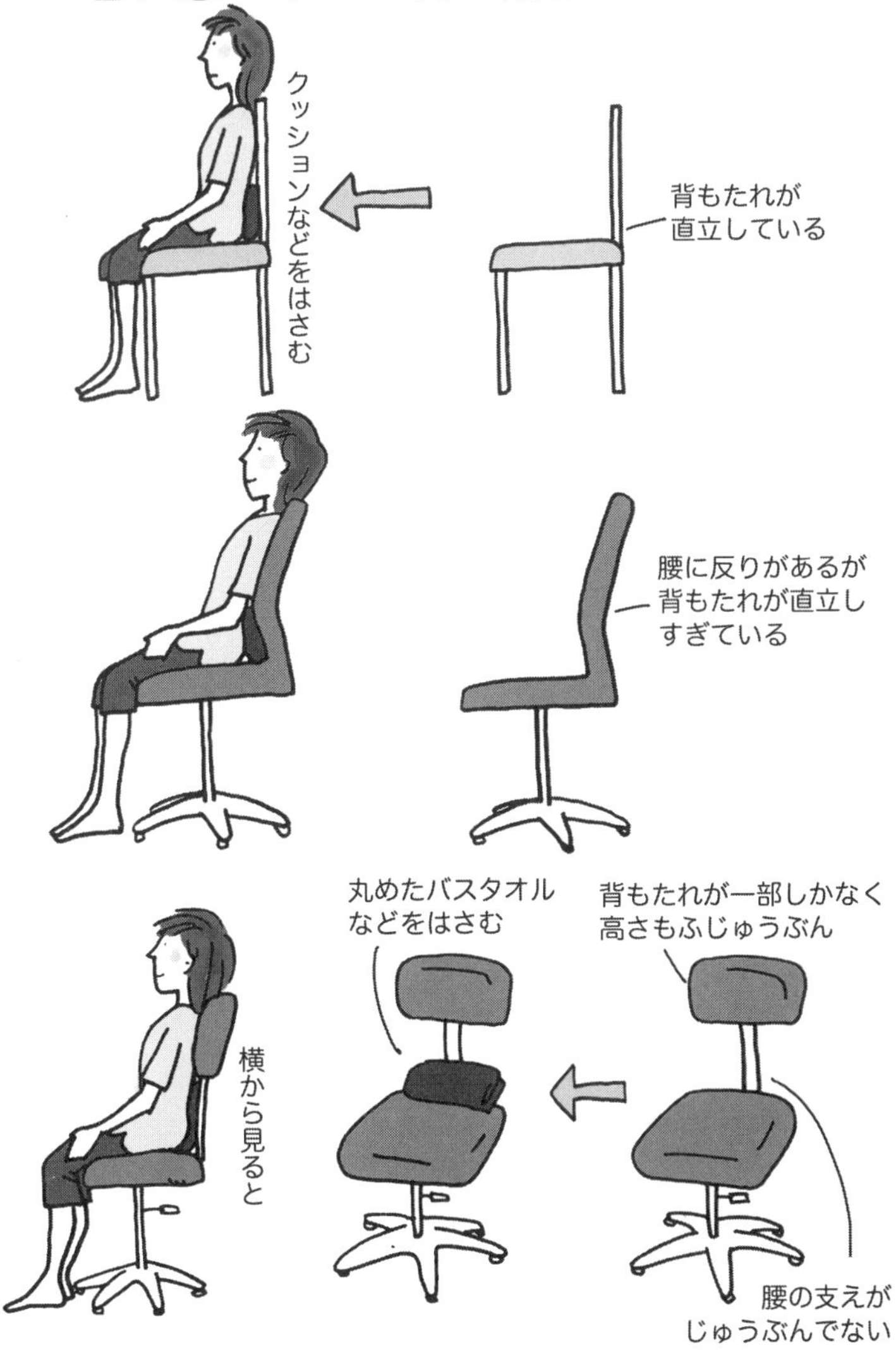

く確かめながら調整しましょう。

イスの構造などから、どうしても二点で支えるのがむずかしい場合は、どちらか一点だけでも支えてください。支えないよりははるかに首の負担が軽減できます。

具体的な補正の例を107ページに図示しましたので、参考にしてください。

## パソコン作業はこの工夫で首にやさしくなる

現代人の首のこりや痛みは、長時間のパソコン作業によって、発症・悪化しているケースが非常に多くなっています。ですから、日常的にパソコン作業をする人は、その姿勢のチェックと改善を、ぜひ早期に行ってください。

座り姿勢のポイントは、これまで述べたことと同じですが、ほかにパソコン作業特有の注意点をあげましょう。

【パソコン作業姿勢のポイント】

❶座り姿勢は98ページ、イスの条件は102ページを参照

❷イスと机を近づける

イスと机が離れていると、どうしても前かがみの姿勢になります。イスを引いて、体を机にしっかり近づけましょう。机の下に物があったら片づけ、イスのひじ掛けが机に当たってじゃまになるならば、はずすかイスを換えるなどの対策も必要になります。

### ❸ひじは肩の真下に

①とも関連しますが、ひじが肩の真下にくるようにすると、首や肩の力が抜けて、らくな姿勢になります。

### ❹手の位置はひじとの関係で決める

③との関係で手の位置が決まります。ひじを肩の真下にして、それからひじを曲げて手を前に出します。その手の下にキーボードを置きます。つい、キーボードを置いてから手を伸ばして、それに体を合わせがちですが、体の位置をセットするのが先です。

### ❺画面は目線からやや下に

目線が上を向くと、疲れる原因になります。下を向きすぎるとネコ背になりがちになります。そこで、パソコン画面の上端がだいたい目線の高さにくるようにします。

なお、首の負担という観点からは、基本的にノートパソコンは好ましくありません。ノートパソコンは画面の位置が低いうえに小さいので、どうしてものぞき込む姿勢になります。顔を近づけるので背中が丸まってネコ背になるからです。

持ち運ばないのならば、自宅や職場で使うパソコンは、できればデスクトップ型をおすすめします。どうしても自宅や職場でノートパソコンを使わなければならない場合は、デスクトップ型に近い使い方をしましょう。

外付けのキーボードをつなぎ、ノートパソコンの手前に置いて使います。パソコン本体は、一〇〜一五センチ程度の高さの安定した箱などにのせます。そのうえで、先の①〜⑤の条件を満たすように位置などを整えます。

外付けのキーボードだけは入手しなければなりませんが、このようにすれば、デスクトップ型に近い使い方ができます。

なお、どんなによい姿勢でも、三〇分以上同じ姿勢を続けることは首への負担になります。同じ姿勢での作業を三〇分続けたあとは、トイレに立ったり、パート1で紹介した頸椎エクササイズを行ったりして体を動かしましょう。この三〇分ごとに休憩をとる「三〇分ルール」は、パソコン作業以外のときにも大切ですから覚えておいてください。

## パソコン作業姿勢のポイント

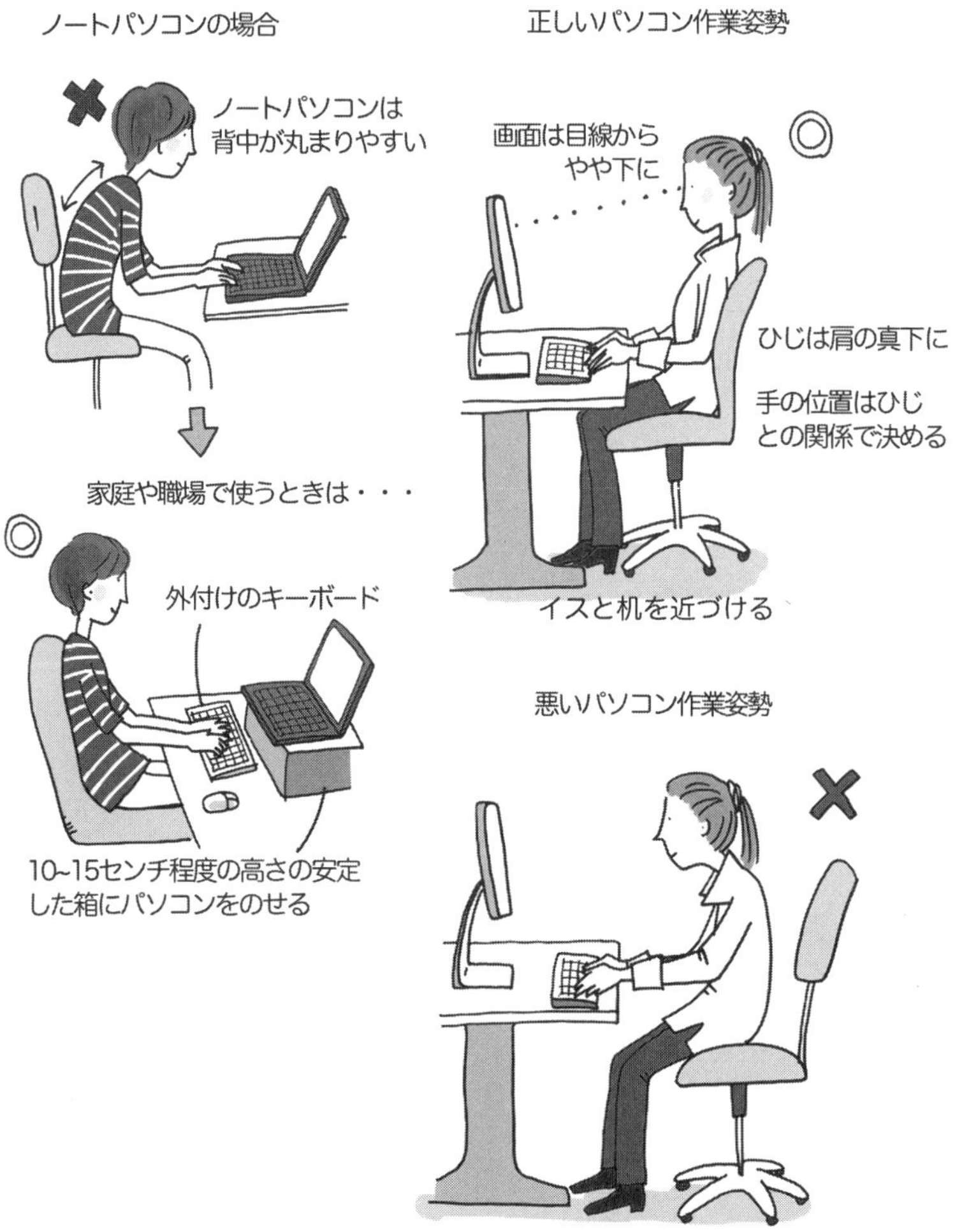
ノートパソコンの場合
ノートパソコンは
背中が丸まりやすい
家庭や職場で使うときは・・・
外付けのキーボード
10~15センチ程度の高さの安定
した箱にパソコンをのせる
正しいパソコン作業姿勢
画面は目線から
やや下に
ひじは肩の真下に
手の位置はひじ
との関係で決める
イスと机を近づける
悪いパソコン作業姿勢

## スマホ使用時の首への負担をへらすには

パソコンと並んで現代人の首を痛める大きな原因になっているのがスマートフォン（スマホ）です。最近では、タブレット端末も、それに準ずる存在になっています。

なぜスマホやタブレット端末が首への負担を増すかというと、自然に使えば、おなかの高さか、せいぜい胸の高さで見るので、どうしても背中が丸まってネコ背になるからです。その分、頭が前に出て首に負担がかかります。

この弊害をへらすポイントは、スマホやタブレット端末を持ち上げて正面から見ることです。少なくとも自宅で見るときは、スマホなら持った腕のひじを机やテーブルにつき、画面を目の正面に固定して見るようにしましょう。

片方の手で持てない大きさのタブレット端末は、さまざまなスタンドが手ごろな価格で市販されているので、それを使用して、やはり机やテーブルの上に置くなどして、できるだけ目の高さに近づけて見るとよいでしょう。

電車の中などでスマホを見るときも、できるだけ目の高さ近くに持ってくるようにします。片方の手で長く持ち上げていると腕が疲れるので、逆の手でひじを支えるとらくになります。タブ

## スマホ使用時の注意点

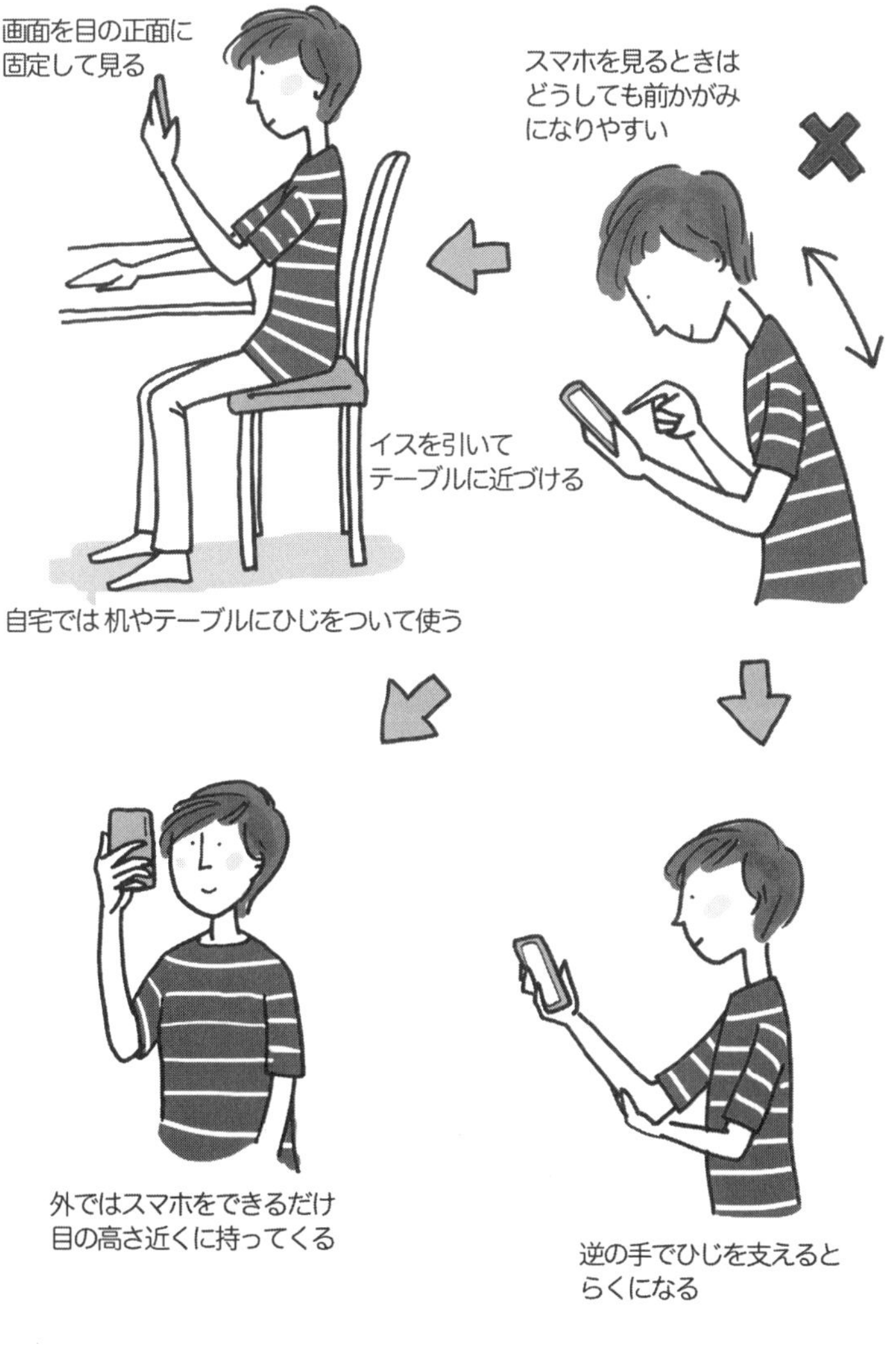
画面を目の正面に
固定して見る
スマホを見るときは
どうしても前かがみ
になりやすい
イスを引いて
テーブルに近づける
自宅では 机やテーブルにひじをついて使う
外ではスマホをできるだけ
目の高さ近くに持ってくる
逆の手でひじを支えると
らくになる

レット端末の大きさによりますが、小型のものならこの方法が使えます。

いずれにしても、スマホやタブレット端末を見る時間をへらすよう心がけましょう。とくに、スマホ世代の子供たちが悪い姿勢で長い時間使い続けると、将来、頸椎症になってしまうのではないかと危惧《きぐ》しています。

## 床に座る姿勢は基本的に首にはNG

イス以外の座り姿勢、つまり、畳や床に座るときはどうでしょうか。

全般的に、床に座るライフスタイルは、首に負担がかかることが多いといえます。

まず、正座で背すじを伸ばした姿勢は、礼儀作法にかなっていて、見た目も美しいのですが、首に関しては疑問符がつきます。というのは、イスの座り姿勢の項目で説明したように、力を抜いて、よい姿勢を保つのが基本ですが、正座ではそれがむずかしいからです。正座では、背すじを伸ばそうと力を入れ続けるか、もしくは続けられずに背中が丸まってくるかのどちらかです。力を入れ続けると、首に強い張力が発生して、痛みやこりの原因となります。

次善の策としては、正座イス（正座をするときにお尻の下に敷く小さなイス）を使う方法があります。正座イスを使うと、使わないときよりお尻が持ち上がって骨盤が倒れにくくなり、リラックスしながらもネコ背を防ぎやすくなります。

このほかの床に座る姿勢は、以下のように軒並み首に負担がかかります。短時間ならよいとしても、長く続けるのはさけましょう。

## 【床に座る首に悪い姿勢】

### ・あぐら

あぐらをかくと、股関節《こかんせつ》の角度が狭くなって骨盤が後ろに倒れ、どうしても背中が丸まってきます。あぐらをかくのは短時間にとどめるようにしましょう。お尻の下だけに、クッションや半分に折ったざぶとんを敷くと、正座イスのようにお尻が持ち上がって骨盤が後ろに倒れにくくなるので試してください。

### ・長座

脚を前に長く伸ばす座り方です。壁や座イス、ソファなどに（ソファの場合は座らずに）寄りかかってこの姿勢をとることが多いものです。すると、骨盤が後ろに倒れて背中が丸まってきます。長座をするときは、必ず骨盤か腰椎部の後ろにクッションなどを置いて、骨盤を起こして座るようにしましょう。

### ・体育座り

両脚を前に出してひざを曲げ、手で抱えた姿勢です。この姿勢で背すじを伸ばすのは、普通は困難で、背骨全体がCの字型に丸まってしまいます。

**・横座り**

正座の状態から両脚を横にずらした姿勢で、女性に多い座り方です。骨盤が後ろに倒れるだけでなく、左右に傾いて首や腰を痛めやすい座り方です。

**・女の子座り（アヒル座り）**

正座の状態から、すねを左右に開いてお尻を落とすと、この座り方になります。女性に多い座り方で、正座よりお尻が低くなるので、骨盤が後ろに倒れ、背中が丸まりやすい姿勢です。

以上は、いずれも首に負担をかける座り方です。

座イスを使っても、これらの座り方をしている限り、背もたれにあたるのは丸まった背中や腰の部分だけになりがちで、あまり役立ちません。

首をいたわるには、原則として床に座るライフスタイルはさけるほうがよいでしょう。どの姿勢にしても、床に座るのは短時間にとどめ、力を抜いて長く座るには条件の整ったイスを使うのがおすすめです。

## 首に悪い座り方

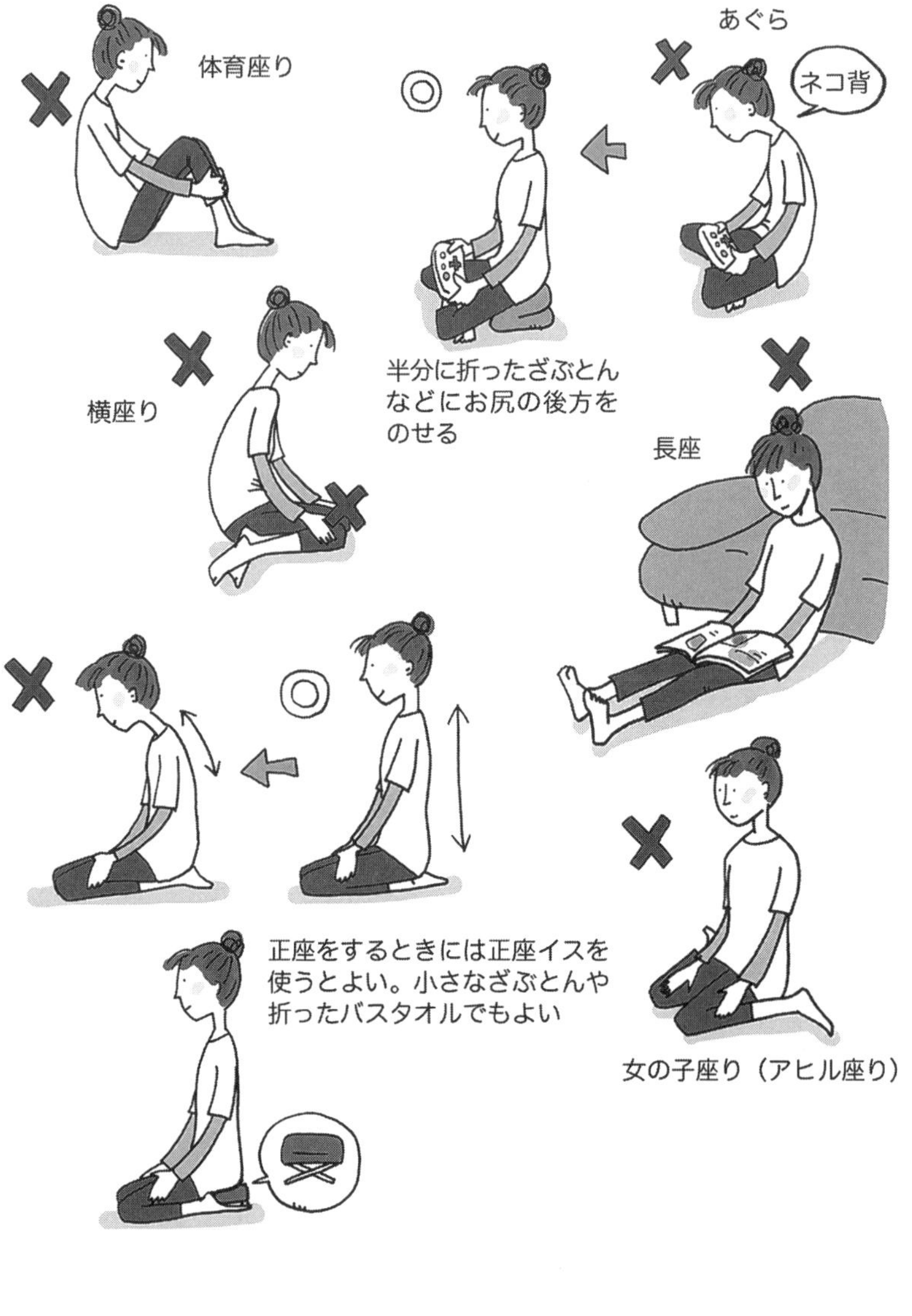
体育座り
あぐら
ネコ背
半分に折ったざぶとんなどにお尻の後方をのせる
横座り
長座
正座をするときには正座イスを使うとよい。小さなざぶとんや折ったバスタオルでもよい
女の子座り（アヒル座り）

## 車の運転席も首にやさしい環境に

もう一つ、人によって、職種によっては、長時間とらざるを得ないのが、車の運転席での座り姿勢です。運転するときに、できるだけ首への負担をへらすには、次の点に気をつけてください。

【首にやさしい運転姿勢のポイント】

**❶シートに深く座る**

車のシートに浅く腰かけると、骨盤が支えられず、背中が丸まってしまうので、首にも腰にも悪い姿勢になります。

**❷クッションか補正具を使う**

深く座ったうえで、腰とシートの間にクッションや専用の補正具をはさみ、骨盤が後ろに倒れるのを防ぎます。

**❸シートを適切な前後位置に**

シートの前後位置は、運転中に背もたれから肩が浮かない位置に調整します。多くの場合、シートが後ろに下がりすぎているので、まずはシートを前へ移動させてみましょう。

## 首にやさしい運転姿勢のポイント

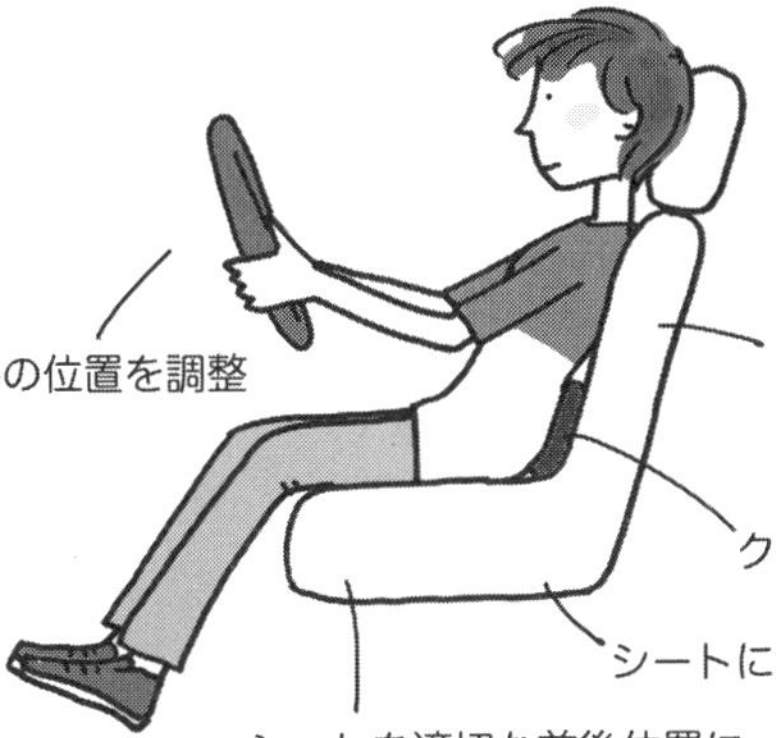
背もたれを適切な角度に
ハンドルの位置を調整
クッションか補正具を使う
シートに深く座る
シートを適切な前後位置に

### ❹背もたれを適切な角度に

背もたれを倒しすぎると、ハンドルが遠くなる分、腕が伸びてネコ背になります。ハンドルを握ったとき、ひじがしっかり曲がる角度に調整してください。③と④で調整して、ハンドルを握ったまま一八〇度回しても肩が背もたれから離れないようにしましょう。

### ❺ハンドルの位置を調整

③と④でシートや背もたれを調整しても、肩が背もたれから離れてしまうことがあります。最近は、ハンドルの位置を調整できる車が多いので、ハンドルを体に近づけて、背もたれに寄りかかりやすくしましょう。

運転する前に、これらの調整をすませておきます。実際に運転してみて、不具合を感じたら、休憩時間などにこまめに調整しましょう。

同じ姿勢を長く続けると首によくないのは、運転中でも同じです。長時間運転するときは、信号待ちのときなどを利用して背すじを伸ばしたり、小まめに休憩をとったりしてください。

## 立ち姿勢は「背中のボタン」で改善

座り姿勢に比べると、立ち姿勢は比較的、首に負担をかけにくいといえます。立っていると、股関節が真っすぐ伸びて腰に反りができるので、座っているときほどひどくは背中が丸まりにくいのです。

とはいえ、立ち姿勢でネコ背の人も多く、その場合は首への負担となります。とくに、立ったり歩いたりしながらスマホを見ているときは、背すじが丸くなりがちです。

立ったときによい姿勢にするには、体を横から見て、「耳～肩～腰～股関節～ひざ～くるぶし」が一直線になるのが理想ですが、自分の体は横から観察しにくいので、それを意識していくのは現実的ではありません。

そこで、簡単に意識できて立ち姿勢をよくする方法としておすすめしたいのが、「背中のボタン」をイメージすることです。

## 立ち姿勢をよくする背中のボタン

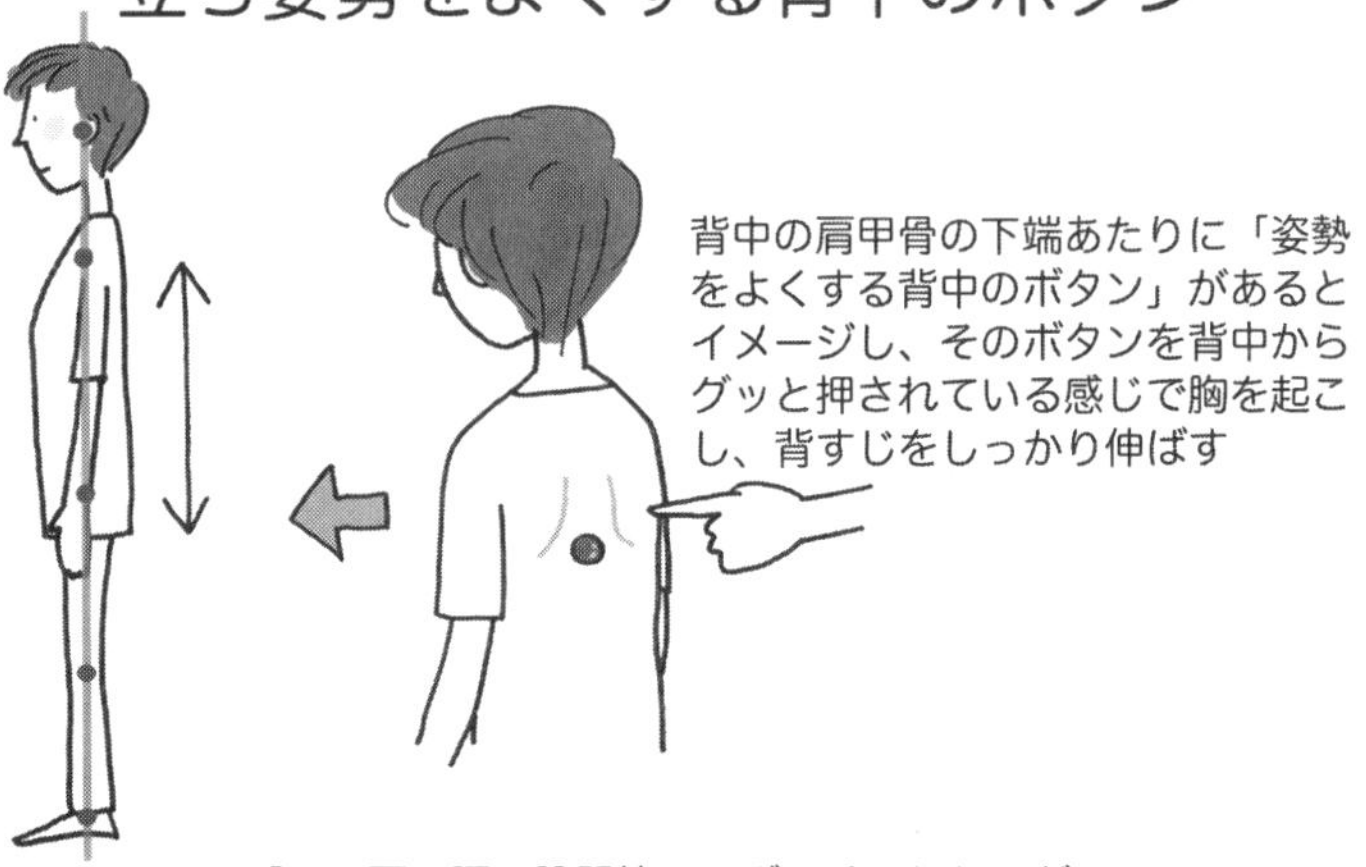
背中の肩甲骨の下端あたりに「姿勢をよくする背中のボタン」があるとイメージし、そのボタンを背中からグッと押されている感じで胸を起こし、背すじをしっかり伸ばす

体を横から見て、「耳～肩～腰～股関節～ひざ～くるぶし」が一直線になるのが理想

背中の肩甲骨の下端あたりで、背骨を意識してみてください。

ここに、「姿勢をよくする背中のボタン」があるとイメージしてください。そのボタンを、背中からグッと押されている感じで胸を起こし、背すじをしっかり伸ばします。一度、実際に家族などに、背中のこの位置を押してもらうと、よりわかりやすいでしょう。

この「背中のボタン」を押す（とイメージする）と、背すじがピンと伸びて、それにつられて自然に肩が後ろにいき、体の真上に頭がのるので、首にやさしい立ち姿勢になります。

背もたれに寄りかかって固定化できる座り姿勢と違って、立ち姿勢や歩き姿勢は、一度調整しても、その後も自分の意識と力で維持しなければなりません。しかし、いくつもの注意をしながら、それを維持するのは困難です。「背中のボタン」は、一つ意識するだけで、かなりよい姿勢を保って首を保護できるので、ぜひ心がけてみてください。また、よい立ち姿勢は、若く見える秘訣でもあります。

## 「首を反らす枕」や「低い枕」に注意

患者さんのなかには、寝るときの枕選びに苦労されている人もいます。単に寝心地のよい枕を探しているというより、「枕が悪いから」「枕が合っていないから」首が痛むのではないかと考え、首が痛まない枕を探している人が多いようです。

しかし、首の痛みを改善・解消するには、起きているときの首への負担を軽減することや、傷んだ首の状態を改善するカイロプラクティックなどの施術《せじゅつ》がより重要で、寝ているときに枕によって改善するのは、現実的にはむずかしいのです。

ただし、枕選びの注意点はいくつかあります。頸椎症、とくに、神経が圧迫されて腕のしびれや痛みを起こしている頸椎症性神経根症や、頸椎椎間板ヘルニアの神経根症タイプの人が枕を選ぶときのポイントは、「首を後ろに反らす枕をさける」ということです。

最近は、首に当たる部分が隆起し、後頭部が下がる形の枕がふえています。これは、健康な人

## 首に症状がある人の枕の選び方

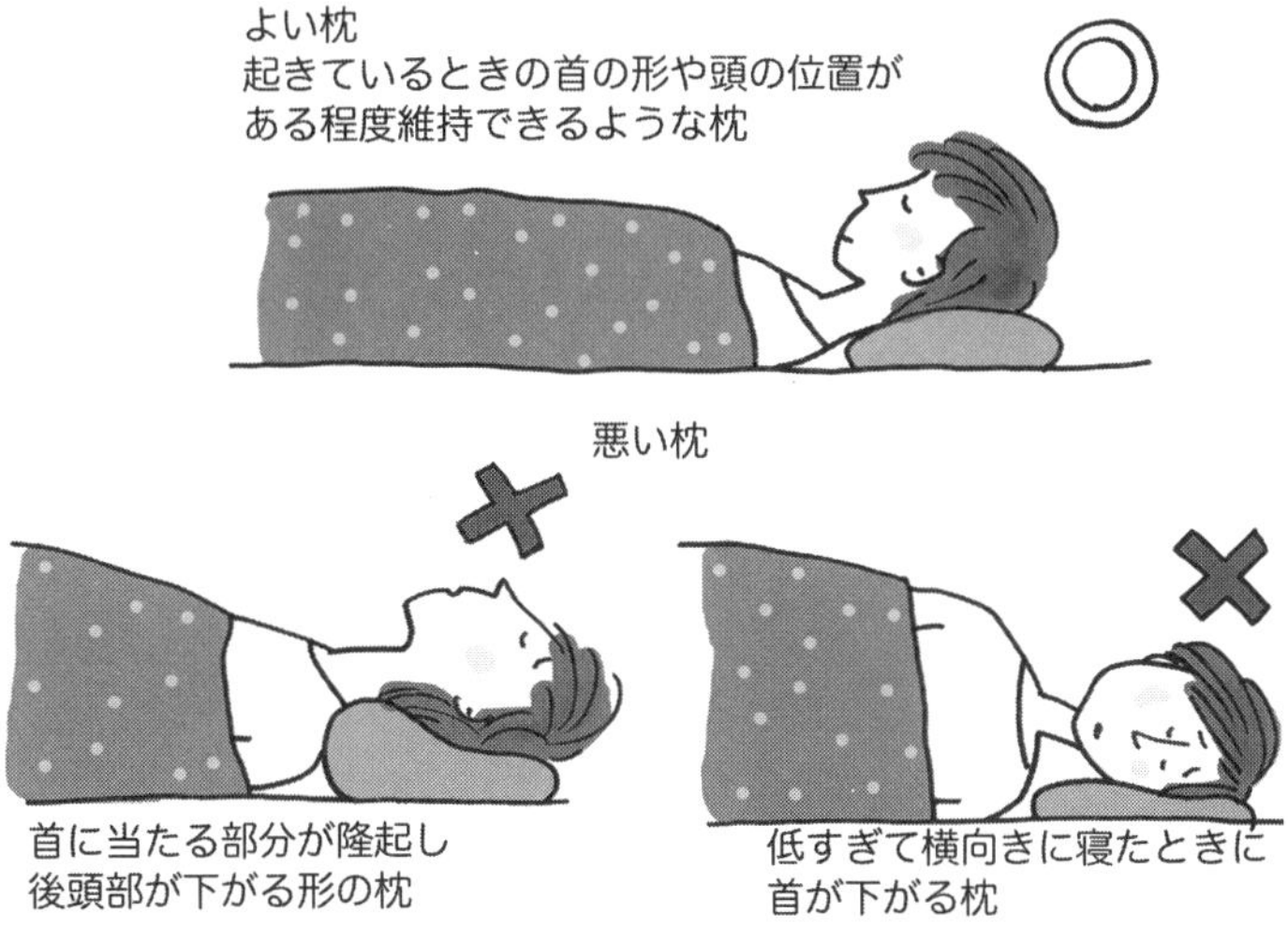
よい枕
起きているときの首の形や頭の位置がある程度維持できるような枕
◎
悪い枕
×
×
首に当たる部分が隆起し後頭部が下がる形の枕
低すぎて横向きに寝たときに首が下がる枕

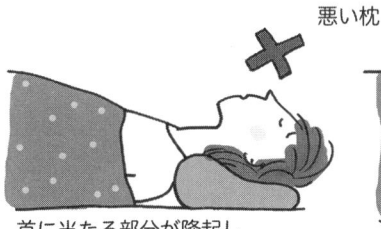

ならよいのですが、頚椎症の人、なかでも頚椎症性神経根症などの人が使うと、神経の圧迫を強くして症状を悪化させるおそれがあります。首だけに当てる、いわゆる「首枕」の場合も同様です。

逆に、頚椎症性神経根症などでは、枕を高くして、後頭部を高く持ち上げると、腕の痛みやしびれが軽減して、らくに寝られます。首を曲げたほうが、神経の圧迫がやわらぐからです。

また、低すぎる枕にも注意が必要です。枕が低いと、首は反りぎみになるからです。ときどき枕を使わず薄いタオルを敷いて寝ている人がいますが、ネコ背があると、首を極度に反らしてしまうので、きちんと枕を使ったほうがよいでしょう。さらに、横向きに寝たときに枕が低すぎると、横向きに首が下がるので、頸椎症性神経根症などの悪化を招く場合があります。

では、どんな枕がよいかというと、頸椎症の人には、起きているときの首の形や頭の位置が、ある程度維持できるような枕が向いています。頸椎症の人は、頭が前に出て、ネコ背やストレートネックになっている場合が多いので、その姿勢を保つには、比較的高めの枕が向くことになります。

ネコ背やストレートネックなどは、確かによくない姿勢なのですが、すでにそれらの姿勢で、ある程度固まっている体に対し、寝ている間に矯正するかのような枕を使うと、首に負担がかかります。すでに頸椎症の症状がある場合は、起きているときの首の形を無理に変えない高めの枕で、安定感があり、痛みや違和感を起こさない枕を選びましょう。

寝ている間は、できるだけ首に負担をかけないで、起きているときに心がけて矯正していくのが正しい対処法です。

頸椎症が改善されていき、首の当たる部分が高くなった枕や低めの枕でも心地よく使えるようになれば、それらを用いても、もちろんかまいません。

## 腕のしびれ・痛みがあるときの注意点

頸椎症性神経根症や、頸椎椎間板ヘルニアの神経根症タイプの人の日常生活で、ほかにも気をつけていただきたいことがいくつかあります。

一つは、荷物の持ち方です。頸椎症性神経根症などの人は、多くの場合、左右どちらか一方の腕にしびれや痛みが出ます。一方の手に荷物を持つときは、そうした症状がないほうの手で持つようにしてください。肩に掛けるショルダーバッグも同じです。ショルダーバッグは、症状がないほうの肩から斜め掛けにするとよいでしょう。

基本的に、症状がある間は、あまり重い物を持たないことも大切です。荷物の重さが神経を引っぱって、傷んでいる神経を刺激して腕の痛みやしびれを悪化させてしまうからです。

また、症状がある間、少なくとも強く出ている間は、美容院でのシャンプーや、歯科での治療もさけることをおすすめします。これらを受けるときには、あおむけで首を反らした姿勢になるので、症状が悪化しやすいからです。どうしても行かざるを得ない場合は、頭を高く持ち上げた位置に調整してもらうとよいでしょう。

なお、頸椎症性神経根症などの人が、生活の中で急に腕のしびれや痛みを感じたときは、症状のある腕を肩より高く持ち上げると、やわらぐことが多いものです。立っているときなら、症状が出たほうのひじを軽く曲げて持ち上げます。頭の上に手を置いてもよいでしょう。座っていて、腕を置ける物や台があれば、なるべく高い位置に保っておきます。

寝ているときも同様に、ひじを軽く曲げて手を頭上に持ってきます。この場合は、ひじや腕の下に、クッションなどをはさんで少し高くすると、よりらくに寝られます。

以上、首の痛みがある人に効果的な生活処方箋を紹介しました。ご自分に合うもの、実行しやすいものからとり入れてみてください。

# 第4章

# 首の痛みを自分で治した体験者の手記

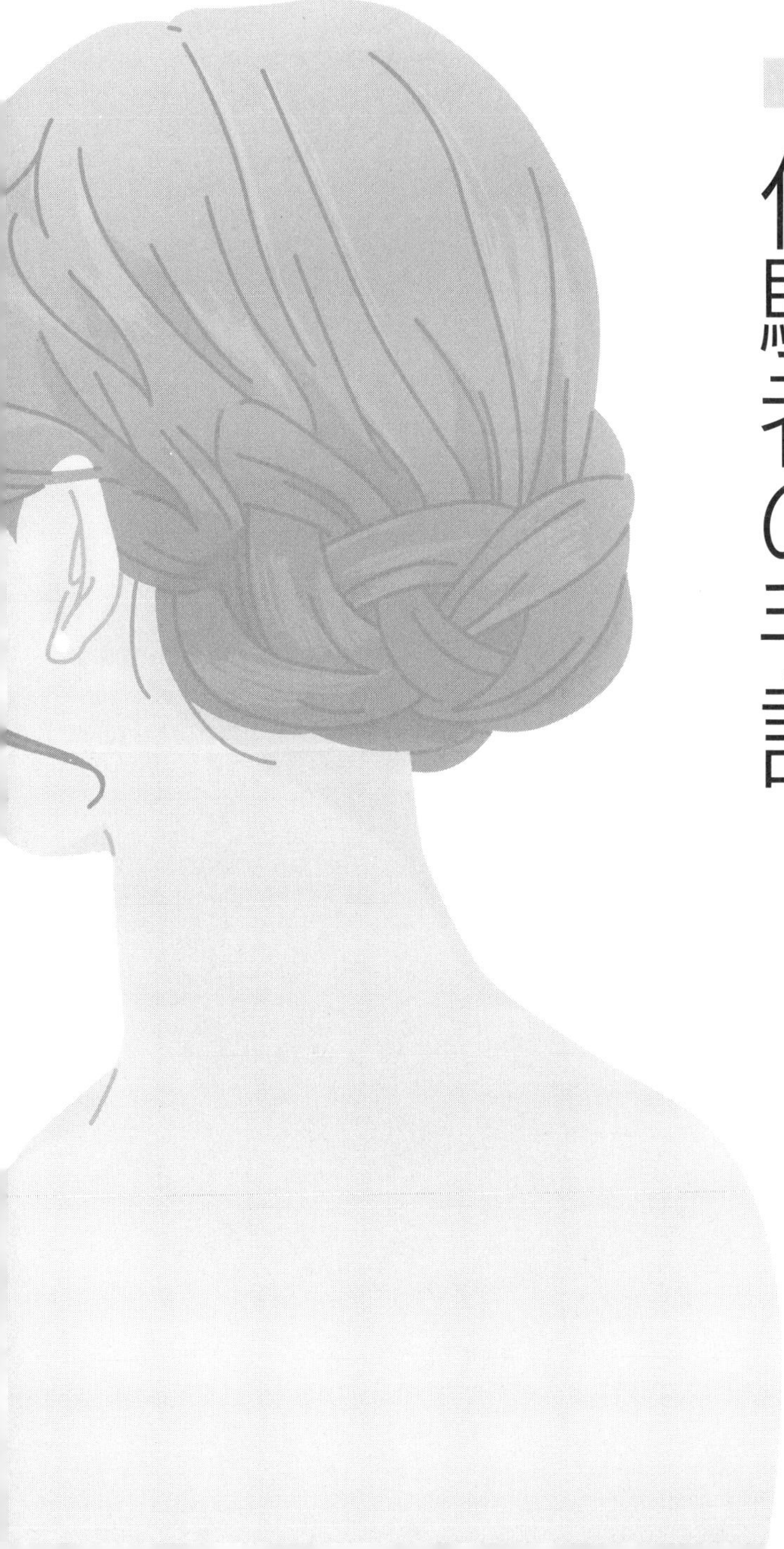

# 突然襲われた首の痛みが薬をやめても出なくなり腕のしびれもすっかり取れた

石橋《いしばし》 和枝《かずえ》 会社員・55歳

## 寝違えのような痛みが一ヵ月近くたっても消えない

二〇一三年の大晦日《おおみそか》、私は急に首の痛みに襲われました。それまでによく経験していた寝違えに似た痛みでした。今回は朝の起きがけに痛んだわけではありませんが、寝違えはたいてい二～三日たてば治っていたので、私には大した症状ではなさそうに思えました。

そこで、しばらく様子を見ていたのですが、なかなか治らないまま、一ヵ月近くがたってしまいました。しかも、首の痛みに加えて、左腕のしびれまで出てきました。常にあるわけではないのですが、一日に何度も左腕がしびれ、ひどいときは左手の人さし指までビリビリとしびれてくるのです。その気持ち悪さは、それまで経験したことがないものでした。

一度、整形外科で診《み》てもらおうと思い、職場の近くにある診療所に行きました。その診療所の整形外科外来で診療しておられたのが竹谷内《たけやち》康修《やすのぶ》先生でした。

X線写真を撮っていただいたところ、頸椎《けいつい》（背骨の首の部分）の下のほうがかなり狭くなっているのが、素人目《しろうとめ》にもハッキリわかりました。頸椎の上のほうはきれいに並んでいましたが、下の二つは隙間が非常に狭くなっており、かつ、にごっている感じに見えたのです。

竹谷内先生からは「これは長年の姿勢の悪さでなったもので、変形した頸椎の下のほうは、上のほうのようにきれいな状態には戻りません」といわれました。思いがけない診断にちょっとショックを受けつつも、処方された鎮痛剤《ちんつうざい》を飲むうちに、痛みだけはおさまりました。

しかし、痛みがおさまったのは、薬で痛みを抑えているからであって、頸椎が同じ状況である限り、薬をやめればまた痛み始めるでしょう。それに、しびれは多少軽くなったものの、痛みのようには消えませんでした。「これから痛みの再発を防いで、しびれを改善するには、どうしたらいいのだろうか」と考えているうち、竹谷内先生の「私はカイロプラクティックを行うクリニックを開業しています」という言葉を思い出しました。

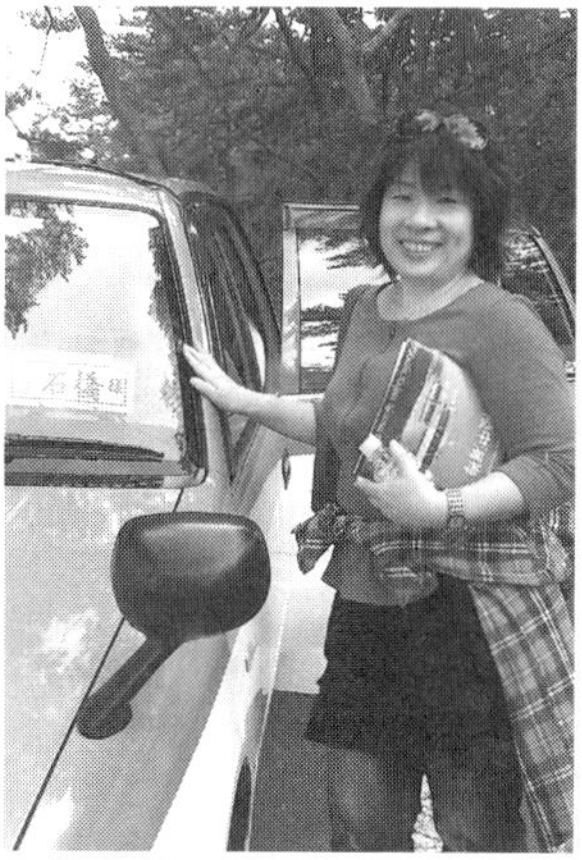
石橋和枝さん

カイロプラクティックの治療は、私のケースでいうと「つまっている骨同士の間をちょっと開いて、神経にさわらないようにする」とのことでした。私はカイロプラクティックを受けたことがなく、どういうものかも知らなかったのですが、その説明を思い出して関心が湧いてきました。「薬で痛みを抑えるだけでは、きっとまた痛み始めるだろう」と思ったので、カイロプラクティックを受けに、竹谷内先生のクリニックに通う決心をしました。

## 前のめりの姿勢をリセットしてエクササイズを実行

竹谷内先生のクリニックを受診して、私の頸椎がこれほどまでに悪化した理由をまずうかがいました。「首が前にいった状態で頭を支えていて、頸椎に大きな負担がかかっているから」という先生の説明は、たいへん納得できました。

実は、自分の首が前のほうにいっていることは、ここ一年ほど、気にはなっていました。ふとしたとき、駅の鏡や地下鉄の窓などに自分の姿が映ると、首が前に出た姿勢なのがわかったからです。ただ、首の痛みと関連づけて考えてはいませんでした。その姿勢が首の痛みを引き起こすことがわかり、治す機会が与えられてよかったと思いました。

カイロプラクティックの治療は、説明されたとおり、先生の手による施術《せじゅつ》で、頸椎の間が伸びるようにしていくものでした。なかでも、頭頂部を下に向ける「首伸ばし」（基本的なやり方は88ページを参照）をして、先生が後頭部から手を添え、頸椎を伸ばす治療をくり返し行いました。

また、私は肩が前にいき、それに伴《ともな》って首も前にいっていたので、正しい位置に戻すための矯正《きょうせい》や練習もしました。肩甲骨《けんこうこつ》（背中の上部で左右にある逆三角形の大きな骨）のまわりが硬くなり、肩が前にいった状態で固定していたので、まず筋肉を軟らかくしてから、肩を正しい位置に戻す指導を受けたのです。

肩甲骨まわりを軟らかくするには、両腕で頭上に「0《ゼロ》」の形を作ってから、肩甲骨を寄せて下げる「ゼロ筋トレ」（基本的なやり方は78ページを参照）が効果的とのことでした。そして、首伸ばしとゼロ筋トレは、「セルフケアとしてできるのでやってください」と指導されました。

そこで、自宅や職場で、できるときにこうしたセルフケアを行うことにしました。私は、とくにゼロ筋トレを、一日に何度もやっています。回数や時間は決めていませんが、自宅ではテレビなどを見ながらやります。職場では、仕事の合間に頻繁《ひんぱん》にやっています。

私は仕事で長い時間、パソコンを使っているのですが、使っているうちに、つい前のめりの姿勢になって首が前に出てしまいます。そうなっているのに気がつくたび、「あ、いけない、いけない」と肩と頭を引きます。

そのとき、ついでにゼロ筋トレも行うのです。ゼロ筋トレは、職場で行っても目立ちませんし、背すじが伸びてとてもスッキリします。

パソコンに向かったとき、悪い姿勢になってしまうのは、一つには体形も関係しているようです。私は小柄で手足が短いので、ついイスの前のほうに座って、前のめりになってしまいます。先生からは、イスを机に近づけ、イスに深く座り、キーボードを手前に持ってきて、ふんぞり返るくらいの姿勢でパソコン作業をするように指導されました。

これらを守っていると、以前よりはだいぶん姿勢がよくなってきましたが、それでも仕事に集中するうちに、気がつくと前のめりになっています。そんなとき、姿勢をリセットするのに、ゼロ筋トレは便利です。

おかげで、以前よりはだいぶ肩の位置が後ろになってきました。すると、ショルダーバッグが肩からずり落ちなくなりました。ここ一～二年ほど、ショルダーバッグがたびたび肩からずり落ちるので、わずらわしく感じていたところでした。年齢的に肩が丸くなったからだろうと思っていましたが、実際は肩の位置が前にきていたせいだったようです。

首伸ばしのほうは、ときどき思い出したときに自宅でやっています。立って深く前屈するようにし、頭頂部を下に向けて首を伸ばします。私は安定するように、手をイスについて行っています。もう一方の手を後頭部に当て、ゆっくり押すことでさらに首を伸ばします。

竹谷内先生のクリニックに通いながら、これらの注意やセルフケアを心がけていると、鎮痛剤をやめてからも、痛みはまったく出ませんでした。鎮痛剤を飲んでいたのは、最初に整形外科にかかっていた一ヵ月弱だけなので、そのあとはカイロプラクティックとセルフケアで完全に痛みが抑えられているわけです。

しびれについては、鎮痛剤を飲んでいても頻繁に指先までしびれていましたが、カイロプラクティックとセルフケアを始めたところ、すぐに軽くなっていきました。

そのころ、困ったことが一回だけありました。それは美容院でのシャンプーでした。シャンプー台であおむけになると、しびれがくるからです。先生に報告すると、「首を反らさないような位置にしてやってもらってください」といわれました。先日、美容院に行き、そのようにしてもらったら、しびれはまったく出ませんでした。いまでは、日常でしびれを感じることはありません。

このほか、日常生活では、しびれがある左の肩にショルダーバッグを掛けて悪化させたことがあるので、必ず右に掛けることなどに気をつけています。

カイロプラクティックで首の調整をしていただくと、一五分程度でかなり改善されるので助かります。それに加え、首の調整で腰まで安定して調子がよくなったので、驚いています。そのため、首と腰を組み合わせて、もうしばらくは通院するつもりです。もちろん、セルフケアや姿勢の注意も続けていきます。

竹谷内先生のところで、薬にたよらない根本的な治療を受けるとともに、自分でできる方法も指導していただけて、とても幸運でした。私が希望していたとおり、薬を使わずに痛みとしびれをなくすことができたので、本当によかったと思っています。

## 竹谷内先生のアドバイス

石橋さんは、パソコンに向かっている時間が長い、典型的なオフィスワーカーといえます。パソコンに向かう姿勢が悪く、それを長く続けたため、結果的に頸椎症《けいついしょう》性神経根症《せいしんけいこんしょう》（くわしくは29ページを参照）になってしまったと考えられます。

実際、初診のときの石橋さんの姿勢は、両肩がかなり前に出ていて固まり、後ろに引けない状態でした。以前、腰痛や座骨神経痛《ざこつしんけいつう》も経験しておられるとのことで、それもデスクワークの不良姿勢と関係していたのだろうと思われました。

石橋さんの体験手記で、一つ注目したいのは、「寝違えをよく起こしていた」という点です。

多くの人は、首の痛みが起こると、痛む直前のことを思い浮かべ、「何か首を痛めるようなことをしただろうか」と考えます。典型的なのが「寝違え」で、「寝ている間に首に無理がかかって、翌朝に首が痛むもの」と一般には思われています。

しかし、根本的な原因は、首に悪い姿勢を長く続けて、すでに頸椎症が進み始めているというところにあります。寝違えをよく起こす人は、そのときどきの痛みはすぐ取れたとしても、頸椎症がすでにある危険信号だととらえる必要があるのです。

石橋さんの場合、その段階をへたのち、痛みが取れなくなり、腕のしびれまで出てきて整形外科を受診されました。そして、薬で痛みが消えたものの、しびれが残ったことと、「薬で痛みを抑えているだけでは根本的な治療にならないだろう」と思ったことから、カイロプラクティックを受けるとともに、頸椎エクササイズを開始されました。

薬による鎮痛だけでよしとせず、根本的な治療を求めて動かれたのはたいへん賢明であり、正解だったと思います。日常生活の中でも頸椎エクササイズに励《はげ》まれたかいがあって、痛みもしびれも取れたのは幸いでした。

石橋さんは、当院での治療とセルフケアにより、肩を後ろに引けるようになり、姿勢がかなり改善しました。頸椎症性神経根症を患《わずら》っている人は、腰も悪い場合が多いのですが、石橋さんも痛みはなかったものの、腰に違和感がありました。腰も万全な状態にしていくように、今後も治療を続ける予定です。

石橋さんと同じように、寝違えが頻繁に起こる人や、その痛みが長引くようになってきた人は、早めに頸椎エクササイズや生活上の注意を実行されるようにおすすめします。

## むち打ち症から始まった首の重い痛みと腕のしびれを一ヵ月半で克服できた

三笠《みかさ》ふじ江《え》（仮名）主婦・72歳

### 「よくこんなに悪くなるまでがまんしましたね」

一九八九年に、私は息子の運転する車に乗っていて後続車に追突され、むち打ち症になりました。治療を受けてもなかなかよくならず、首が痛み、頭がボーッと重苦しい状態が続きました。ひどい症状は一年くらいでおさまったものの、それから二〜三年おきに、重苦しい首と頭の痛みが起こるようになったのです。

それに加えて、一九九八年には、変形性膝関節症《へんけいせいしつかんせつしょう》（ひざ関節が変形する病気）でひざが痛み始めました。

その五年後に、首の痛みが再び悪化してきて、病院で受診したところ、頸椎症《けいついしょう》（くわしくは

19ページを参照）と診断されました。X線検査の結果、頸椎（背骨の首の部分）の三～五番の間が狭くなっているといわれたのです。加齢が大きな原因とのことでしたが、症状がむち打ち症のときとよく似ていたので、私は事故の影響もあるのではないかと思いました。

翌年は骨粗鬆症《こつそしょうしょう》（骨の中がスが入ったように空洞状になる病気）と診断され、二〇一一年には座骨神経痛《ざこつしんけいつう》が起こりました。その翌年、背骨の中の神経の通り道が狭くなり、神経が圧迫されて痛む腰部脊柱管狭窄症《ようぶせきちゅうかんきょうさくしょう》になりました。

さらにその翌年、頸椎症が悪化して、頸椎症性神経根症《けいついしょうせいしんけいこんしょう》（くわしくは29ページを参照）と診断されたのです。神経根症は、頸椎の間が狭くなり、神経が圧迫されて痛むものだそうです。そのためか、首がそれまで以上にひどく痛むとともに、両腕がしびれるようになってきました。

同時に、骨粗鬆症による胸椎《きょうつい》（背骨の胸の部分）一二番の圧迫骨折（骨が弱り、つぶれて起こる骨折）まで起こり、まさに満身創痍《まんしんそうい》の状態でした。どれもつらかったのですが、なかでも苦労したのが首の痛みと腕のしびれでした。

それでも、整形外科に行けば、薬を使い、手術をすすめられるに違いないと思い、私はなんとか行かずに治したいと考えました。もともと薬や病院がきらいなのに加え、この年で手術を受けたら、急速に体が衰《おとろ》えて、最悪の場合は寝たきりになってしまいそうで怖《こわ》かったからです。

これらの症状によさそうなものはなんでも試しました。さまざまなサプリメント（栄養補助食品）、刺激療法、牽引療法《けんいんりょうほう》、カイロプラクティック、鍼灸《しんきゅう》などです。座骨神経痛については、サプリメントと刺激療法、鍼《はり》でよくなりました。ところが首・腰・ひざの痛みはよくならず、困り果てました。

そんなとき、たまたま健康雑誌で見たのが、竹谷内康修《たけやちやすのぶ》先生の記事でした。過去にカイロプラクティックを受けてあまりよくならなかった経験がありましたが、記事を読んで、竹谷内先生なら信頼できそうに思えました。書いてある症状が、細かいところまで自分の症状にそっくりだったからです。

そこで、電話して予約をとり、二〇一四年の三月に、竹谷内先生のクリニックを訪ねて受診しました。先生は、診察したあと、「よくこんなに悪くなるまでがまんしましたね。うちのクリニックでも、こんなにひどいのはめずらしいです」とおっしゃいました。そして、「まずはいちばんつらいところから始めて、一つずつ治していきましょう」といわれました。

こうして、私の首の治療が始まったのです。

## 首伸ばしとストレッチで姿勢を改善

最初に竹谷内先生のカイロプラクティックを受けたとき、帰りにはもう首の重だるさが取れていたので驚きました。その日の夜には、腕のしびれが少しへりました。三日後に二回めの治療を受けると、その日の夜には、しびれがかなり取れました。さらに三回めの治療で、しびれはなくなり、痛みもほとんど取れたのです。

ただし、治療によって取れた症状は、何もしないと少し戻ってくるので、自分でも先生に教わったセルフケアを行いました。

その一つは、首伸ばしです。立って一方の手をイスで支えておいて、体を折り曲げ、頭頂部が下を向くようにします。こうすると、頭の重みで首が伸びてとても気持ちいいのです（基本的なやり方は88ページを参照）。

私は、急に下を向くと首がつまる感じがするので、ゆっくりじんわりと頭を下ろすようにしています。そうすれば、首がつまる感じとともにめまいも防ぐことができます。

同じ動作は、先生のクリニックでもよく行います。そのさいには、先生が後頭部を押して、さらに頸椎が開くようにしてくださいます。本来、自分で行うときも、一方の手で後頭部を押すとよいそうですが、私はそこまでできないので、頭の重みで首を伸ばすだけにしています。その状態で、二〇秒ほど保って元に戻すことを二〜三回くり返します。

もう一つ、ネコ背を改善するためのストレッチも行っています。私はネコ背がひどく、それがまた頸椎症を悪化させているようです。もともとの姿勢もあるのでしょうが、私の場合、胸椎

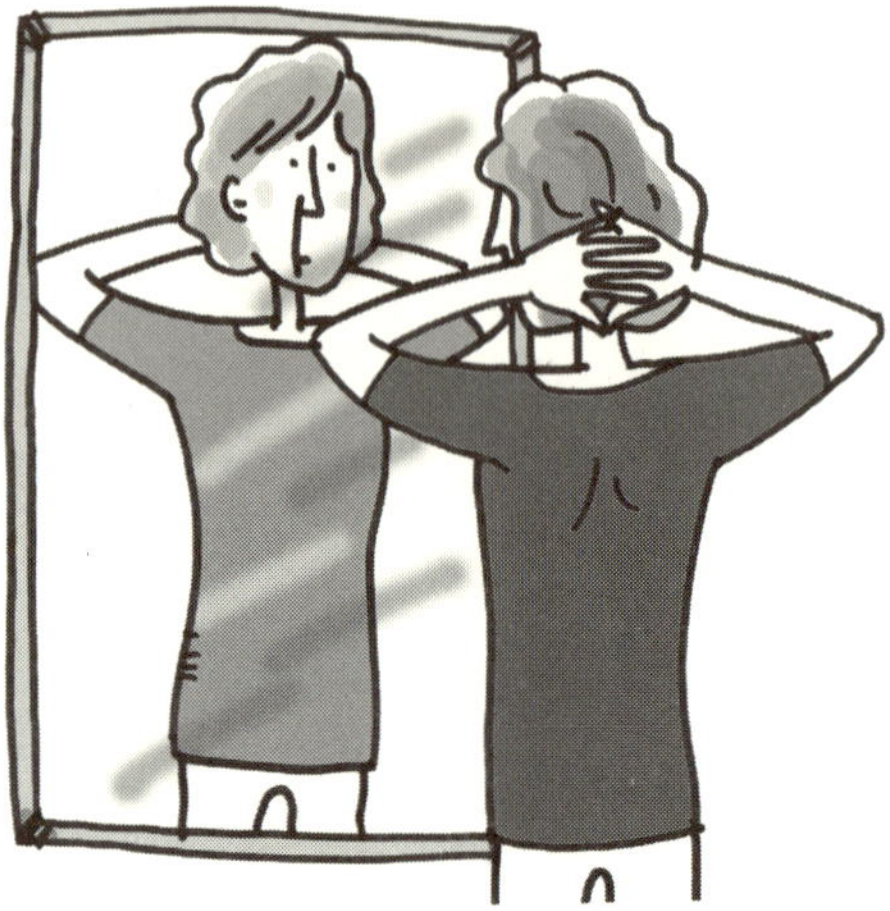

家事の合間に肩甲骨を引き寄せた

一二番の圧迫骨折があるので、その影響によってもネコ背がひどくなっているそうです。この圧迫骨折は、いまのところ積極的には治療していません。

竹谷内先生からは「そういう場合、椎骨《ついこつ》のつぶれたところに医療用のセメントを注入する手術をすればよくなることが多いですよ」といわれましたが、前述のとおり、私はこの年齢でもう手術は受けたくないと思っているので、そのように申し上げました。

ネコ背を改善するストレッチは、両手を組んで後頭部に当て、背すじを伸ばして胸を張り、肩甲骨《けんこうこつ》(背中の上部で左右にある逆三角形の大きな骨)を寄せて、引き下げます。これを三回くらいくり返します。こちらのストレッチは、家事の合間や、テレビを見ながらなど、一日に五回くらいやっています。ネコ背の矯正法《きょうせいほう》とのことですが、やると首もらくになります。

このストレッチを続けていたところ、まだまだネコ背ではありますが、前とは比べものにならないくらい、背すじが伸びてきました。それにつれて、カイロプラクティックの治療後、時間がたっても痛みやしびれが戻ってこなくなりました。カイロプラクティックとセルフケアを始めてから一ヵ月強の現在、痛みもしびれも継続的に感じないで過ごせています。

日常生活の中でも、背すじを伸ばすように心がけています。先生からは、ネコ背なのでイスに浅く腰かけて背すじを伸ばすように指導され、そのようにしています。最初は、すぐに背が丸まっていましたが、気がついたら戻すようにしていたところ、いまでは背すじを伸ばしているほうがらくに感じるまでになりました。

信じられないほど短期間で、腕のしびれと首の痛みが取れて、何年も苦しんできたのはなんだったのだろうという気持ちです。こんなことなら、もっと早く竹谷内先生とご縁があったらと思わずにいられません。

首がほとんどよくなったので、いまはひざの治療をしています。首以外にもたくさんある症状を、根気よく一つずつよくしていきたいと思っているところです。

## 竹谷内先生のアドバイス

三笠さんは、第一二胸椎圧迫骨折をしていることもあり、背中の丸みが強い、いわゆるネコ背の状態でした。ネコ背が原因で両側性（左右両側）の頸椎症性神経根症になり、左右両方の腕、手、指のしびれが起こっていると考えられました。左右同時に起こるのは比較的めずらしいケースです。

首の痛みや腕のしびれとともに、腰部脊柱管狭窄症も併発していて、腰痛、足のしびれ、ひざの痛みもあり、まさに満身創痍の状態でした。

これらのうち、まずは最もつらい首と両腕の症状を早くらくにしてさしあげたいと考えました。それには、首伸ばしで両腕のしびれを改善させるとともに、原因になっているネコ背を矯正する必要があります。腰部脊柱管狭窄症もネコ背が原因と考えられたので、その意味でも姿勢の矯正は重要です。

なお、頸椎症性神経根症による腕の痛み、しびれに関しては、過去に経験したむち打ち症は、関連は低いと思われました。むち打ち症より、生活習慣や姿勢などの影響が大きいといえるでしょう。

そこで、首伸ばしとともに、ネコ背の矯正にも効果的なゼロ筋トレを指導しましたが、三笠さんは肩の関節が硬く、腕をじゅうぶんに上げられませんでした。腕でゼロの形を作りにくいので、ゼロ筋トレの変形版として、体験手記にあるような後頭部に手を当てて行う方法を指導しました。

読者のみなさんのなかにも、三笠さんと同じように、肩の関節が硬くて、腕がじゅうぶんに上がらず、ゼロの形を作れない人がいましたら、この変形版からやってみてください。続けているうち、徐々に腕が上がるようになってくるでしょう。

ネコ背の人は、日常生活の中でも、心がけて背すじを伸ばすことが大切です。背すじを伸ばすには、一般的にはイスに深く腰かけることがすすめられますが、ネコ背の強い人がイスに深く座ると、かえって背すじを伸ばしにくくなります。とくに、食卓などによく置かれている背もたれが直立しているイスだと、深く座って寄りかかると姿勢が安定せず、よけいネコ背になりがちです。

したがって、ネコ背の強い人がイスに座るとき、とくに背もたれが直立しているイスの場合は、やや浅めに座るとよいでしょう。背もたれにお尻がつくほど深くは座らず、お尻と背もたれの間に少しスペースを作っておいて、背中を背もたれにつけるように後ろに寄りかかると、よい姿勢になります。そのとき、お尻と背もたれの間にクッションなどを差し入れると、安定して座れるのでおすすめです。

首伸ばし、ゼロ筋トレ、座り方の改善などで、三笠さんの頸椎症性神経根症はほぼ回復しました。頸椎症の症状に関しては、九割以上改善したと思われます。

今後もネコ背を改善する治療を続け、腰部脊柱管狭窄症の改善にもつなげていきたいと思っています。さらなるネコ背の改善は、頸椎症の再発防止のためにも大切です。

三笠さんは、頸椎エクササイズの励行やご自宅での座り方の改善など、しっかり自己管理に取り組んでおられますので、いまのまま続けられれば、頸椎症はさらによくなって安定し、そのほかの症状も改善していくと思われます。

# 頸椎の神経根症による首と腕の激痛が劇的に軽くなり重い鍋を持つ仕事にも支障なし

中園《なかぞの》 清《きよし》（仮名） 会社員・56歳

## 首が締め付けられるようで正面を向けない

「最近、こりが取れないなあ」

「こりすぎて痛くなってきた」

二〇一二年の夏、私はがんこな肩こりに悩まされ、そんなふうに思っていました。それまでも肩こりはありましたが、近くの整体院に行くとよくなり、一回かかると二～三週間はもっていました。ところが、このときは、整体を受けてもよくならず、こりがどんどん強くなっていったのです。

肩甲骨《けんこうこつ》（背中の上部で左右にある逆三角形の大きな骨）のあたりから、右肩に、そして右腕へと、こりと痛みがしだいに広がって、ついには右手の甲まで痛むようになりました。それでもまだ、自分としては「こりのひどい状態」と解釈していて、病院に行くことは考えず、あちこちの整体院や接骨院などに行っていました。しかし、どこへ行ってもよくならないので、さすがにおかしいと思い始め、その年の十一月に整形外科に行きました。

すると、そこで頸椎《けいつい》（背骨の首の部分）の神経根症《しんけいこんしょう》（くわしくは29ページを参照）と診断されたのです。X線写真を見せていただいたら、頸椎の下のほうに、何かが飛び出たようになっているのが見えました。

その整形外科では、「九割の人が三ヵ月程度で治っているので、薬を使って様子を見ましょう」といわれ、痛み止めの薬を出してもらいました。しかし、あまり強い薬ではなかったようで、痛みがおさまるところまではいきませんでした。けっきょく、薬が切れては、また受診して処方してもらうことをくり返し、二〇一三年の三月まで症状を引きずってしまいました。

治りにくい原因は、そのころになると自分でもわかっていました。

「重い物を持ってはいけません」

かかったすべての先生から、そういわれたからです。私の仕事は調理関係で、二〇キロ程度の鍋を持たなければなりません。そのため、仕事を続けながらでは治せないと思うようになり、半月の休みをとって治療に専念することにしました。

その間、ただ体を休めるよりは、多少は動いたほうがよいだろうと、軽い散歩などをしながら一週間ほど過ごしました。ところが、その一週間の間に、治すつもりが逆に悪化してきたのです。腕だけでなく、首自体もひどく痛み始め、四六時中、首を下げていなければなりませんでした。正面を向いていると激痛が襲ってくるからです。

激痛といっても、鋭い痛みではありません。鈍《にぶ》い痛みではあるのですが、まるでギュギュギューッと締め付けられるように猛烈に痛むのです。

妻は、それ以前から、私の症状に何かよい治療法はないかと、気をつけて雑誌や新聞を見ていてくれたようです。そして、たまたまそのころ、新聞で竹谷内康修《たけやちやすのぶ》先生の本の広告を見て、「この先生の治療を受けるといいのではないか」と助言してくれました。

竹谷内先生は週に一日、先生自身のクリニックとは別の診療所で、整形外科外来を担当されています。私は最初、そこで受診しました。X線写真を撮っていただいたところ、以前は何かがピッと出ていただけだった頸椎の六番めと七番めの骨の間が、素人目《しろうとめ》にもわかるくらい、つぶれていました。

私は、痛みは強くてつらかったものの、まだしびれは出ていないし、それほど重い状態だとは思っていませんでした。しかし、竹谷内先生から「痛みもしびれも同じ。これは重症です」といわれ、少しショックを受けました。

竹谷内先生は、強めの痛み止めを出してくれたようで、それはよく効きました。しかし、当然ながら、薬の効きめが切れるとまた痛みます。竹谷内先生に、「私は自分のクリニックではカイロプラクティックを行っています。そちらの方法なら、あなたのこの症状は治ると思いますけど、よろしかったらいらしてみませんか」といわれ、次回からはそちらに行くことにしました。

すると、先生のクリニックで治療を受けた初日、ウソのように痛みがスーッと引いたのです。「いままで何ヵ月も悲鳴をあげていたのは、いったいなんだったのだろう」と思いました。

私は、竹谷内先生がカイロプラクティックだけをやっておられるのだったら、おそらく受診しなかったと思います。整形外科と両方をされているということで受診したのです。つまり、カイロプラクティックというものの効果を、それほど期待してはいなかったのですが、実際に受けてみるとすごいものだなと思いました。

## ひどかったときと比べて天と地ほどの差

先生の施術《せじゅつ》は、首を前に曲げて首の後ろを伸ばす方法などで、「頸椎の後ろ側がつまっているから、前に傾けていけば広がるのですよ」といった説明がありました。「これはご自分でもできるのでやってくださいね」と、首伸ばし（基本的なやり方は88ページを参照）の方法を教えていただきました。同時に、日常生活についても、姿勢などのきめ細かい指導がありました。

カイロプラクティックによって取れた痛みは、何日かするとまた出てきましたが、教わった首伸ばしをするとやわらぎました。施術を受けたときのようにはいきませんが、首伸ばしをすることで、前ほどの痛みにならなくてすむのです。

だんだん慣れてきて、痛みまでいかない重だるさの段階で、早めに首伸ばしをやるようになりました。そのようにして、だいたい一日に二〜三回は首伸ばしを行っています。

また、姿勢の改善にも取り組みました。イスに座っているとき、運転するとき、歩くときなど、指導されたとおり、できるだけ首に負担をかけない姿勢をとるよう気をつけました。「いまは悪い状態なので、歩くときに普通に手を振るのもよくない。手を下げないように、カバンにのせて歩いたりしてください」といわれ、それも心がけました。

私はもともと和式の生活が好きで、畳に座ってお膳で食事をしていましたが、竹谷内先生のアドバイスにより、首にやさしいイスを選んで、イスとテーブルの生活に切り替えました。

こうして二〇一三年いっぱい、竹谷内先生のクリニックに通いながら、これらの対策を講じたところ、おかげさまで首と腕の痛みが徐々によくなってきました。五〇年以上しみついた悪い姿勢のクセは、簡単には変わりませんが、気がついたときだけでも正すことと、首伸ばしも習慣にすることで、どんどんよくなってきたようです。

私の仕事は、とくに年末が忙しいので、その時期を乗り切れるか心配でしたが、二〇一三年末をなんとか乗り切ることができました。これである程度自信がつき、その後は竹谷内先生のクリニックに行かずに、自己管理で過ごしています。

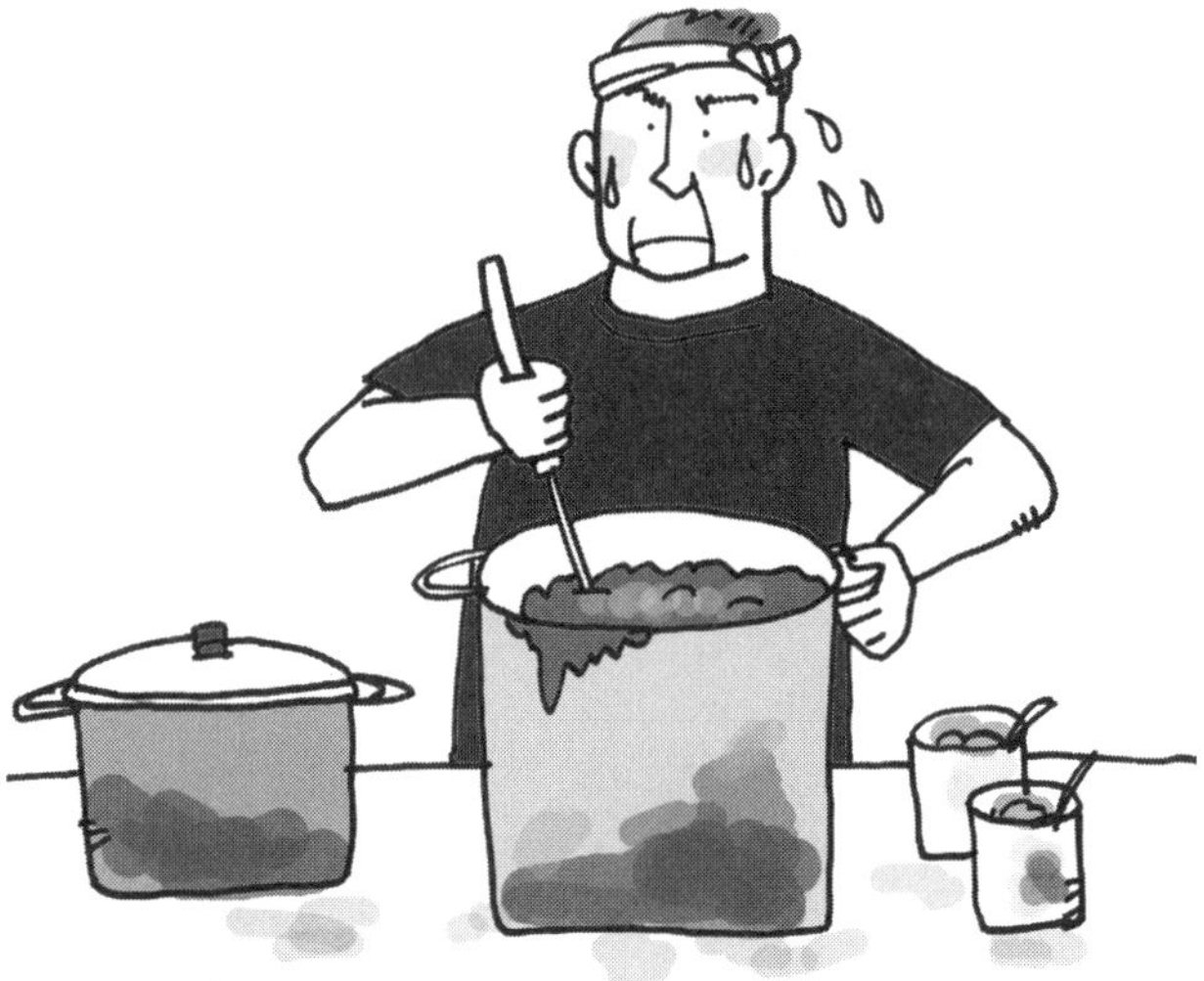

忙しい年末もなんとか乗り切ることができた

いまでも、長い時間、上を向いたり、連続して重い物を持ったりすると､痛みが出てきます。痛いまでいかなくても、重だるくなって、「来るな」という感じがするので、そのときはすぐに首伸ばしをします。

いちばん痛かったときを一〇とすると、いまは一か二くらいです。完治とまではいえないでしょうが、ひどかったときに比べれば天と地ほどの差です。

妻がたまたま竹谷内先生を探し出してくれ、先生の治療と指導でここまで回復できて、本当に幸運でした。妻と竹谷内先生には本当に感謝しています。今後は、もしもまたひどくなったら先生のお世話になりますが、基本的には自己管理でやっていけるようにがんばりたいと思っています。

## 竹谷内先生のアドバイス

初診時の中園さんは、首から右腕の痛みが非常に強く、とてもつらそうな状態でした。お仕事が肉体的にきつい内容で、重い物を持たなければならず、仕事上も支障をきたしていたので、なんとかしてさしあげなければと思いました。

中園さんのように、長年、肩こりが続いたあと、寝違えなどの急な首の痛みをくり返すようになり、やがて「腕の痛みを伴《ともな》う首の痛み」、つまり、頸椎症性神経根症を発症するというパターンは非常に多く見られます。現代人の姿勢は全般的に悪化しているように見受けられるので、今後はますます増加していくと思われます。

体験手記にもあるとおり、重い物を持つことは、頸椎症性神経根症の悪化につながります。この病気では、もともと椎間孔《ついかんこう》（頸椎が連なったときに左右両脇に点々とあく穴）で神経根が押されています。この状態で、症状のある側の手で重い物を持つと、その重みで腕が下に引っぱられ、神経も引っぱられることになります。押されている神経がさらに引っぱられるので、症状が悪化するのです。

できることなら、症状がある間は、重い物を持たないほうがよいのはいうまでもありません。しかし、中園さんの場合、半月間の休職期間以外は、仕事でやむを得ず重い物を持ちながらの治療となりました。それでも、適切な治療とケアをきちんと行った結果、ほとんど生活に支障がないレベルまで回復させることができました。

中園さんは、それまで畳に座る和式の生活をされていましたが、頸椎症を改善させるために、洋式の生活に切り替えられました。総じて和式の生活よりは洋式の生活のほうが、背すじを伸ばして座りやすいので、首をいたわるにはおすすめです。

かつての中園さんと同じように、長年のがんこな肩こりを感じている人や、寝違えなどの首の痛みが頻繁《ひんぱん》に起こっている人は、そういった症状を軽く見ないで、自分の姿勢や身の回りの環境を見直すとよいでしょう。いかにふだんの生活の中で自分の姿勢が悪いのかを知ることが、回復と悪化防止への第一歩になります。

中園さんは、姿勢の改善に積極的に取り組まれました。また、首伸ばしをはじめとする頸椎エクササイズもきちんと行う模範的な患者さんでした。ただ、仕事上、体に負担をかけながらの治療となったため、とくにきめ細かい指導などをさせていただきました。熱心に取り組まれたかいがあり、ほぼ完治に近い状態までもっていけたのは本当によかったと思います。

# 脊柱管狭窄症に続く首から腕にかけての激痛としびれが二ヵ月で完全に消えた

若柳《わかやぎ》 汎静《はんせい》　日本舞踊家・72歳

## 重いカツラで首に負担がかかりズキズキと痛み始めた

二〇〇九年のある日、預かっていた孫を抱いたまま立ち上がろうとした瞬間、私の腰に激痛が走りました。整形外科で受診すると、腰部の脊柱管狭窄症《せきちゅうかんきょうさくしょう》と診断されました。背骨の中の神経の通り道が狭くなり、神経が圧迫されて痛みを起こす病気です。

私は十歳のときから日本舞踊を始め、ずっと現役で踊ってきました。国立劇場などでの大きな舞台も含めて、さまざまな舞台も務めてきました。日本舞踊は、すり足と腰のひねりが大切で、その所作が美しさの要《かなめ》ともなっています。それだけに、腰には負担がかかります。長年の負担が、腰部脊柱管狭窄症となって現れたのでしょう。

普通の整形外科なら、手術をすすめられる状態だったのでしょうが、私は体にメスを入れるのはいやでした。そんな私を見て、息子がインターネットで探し出してくれたのが、カイロプラクティックを行っているという竹谷《たけや》内《ち》康修《やすのぶ》先生のクリニックでした。

「ここなら、手術なしで治療してくれるかもしれない」という期待を込めて行ったところ、竹谷内先生の治療は期待をはるかに上回るものでした。先生は二本の手だけで、神経の通り道を広げ、数回の治療で私の腰の痛みを取ってくださったのです。「魔法の手だ」と私は思いました。

ところが、無事に腰の痛みが取れてから二年後の二〇一一年の秋、今度は首の痛みが私を襲いました。

それは、踊りの会の公演を終えた二～三日後のことでした。日本舞踊の舞台では、通常、衣装と合わせて二〇キロにもなる重いカツラを頭にのせなければなりません。このときは、首に脊柱管狭窄症を再発させてはいけないからと、ネットを使った軽めのカツラにしてもらったのですが、それでもかなりの重さがあります。

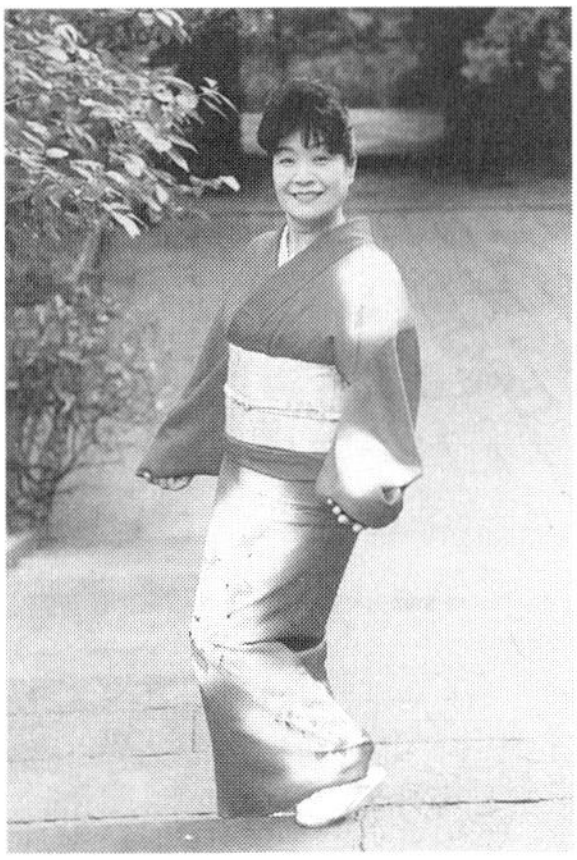
若柳汎静さん

その重さに耐えかねて、今度は頸椎《けいつい》（背骨の首の部分）が悲鳴をあげたようです。首だけではなく、左の腕から手にかけて、ジンジンとしびれるような痛みが襲ってきました。夜、寝ていても、ズキンズキンと絶え間なく痛みます。耐えきれずに、ベッドのわきにベッドより高いイスを持ってきて、そこに腕をのせました。こうすると、多少は痛みがやわらぐのです。

## 自宅での首伸ばしや座り方の改善も行い完治

さっそく、再び竹谷内先生のクリニックを訪ね、治療を受けました。そのときも、先生が手で首を治療してくださると、痛みがやわらぎました。ただ、腰のときよりも重症だったので、治療の間隔をつめて、週に一回通うことにしました。

それとともに、自宅でも先生から教わった「首伸ばし」（基本的なやり方は88ページを参照）を行いました。朝起きてすぐ、四つんばいになって、両腕の間に頭を入れ込むような形で、三〇秒ほど首伸ばしをします。

ほかにも、日常生活での姿勢や、寝るときの枕など、先生から受けたアドバイスに従って改善しました。イスに座るときは、肩甲骨《けんこうこつ》（背中の上部で左右にある逆三角形の大きな骨）を寄せて、深く腰かけるようにしています。日本舞踊でも肩甲骨を寄せるので、この動作は慣れていますが、それまではふだんの姿勢にはあまり気を配っていませんでした。ちょっとした姿勢の改善で、ず

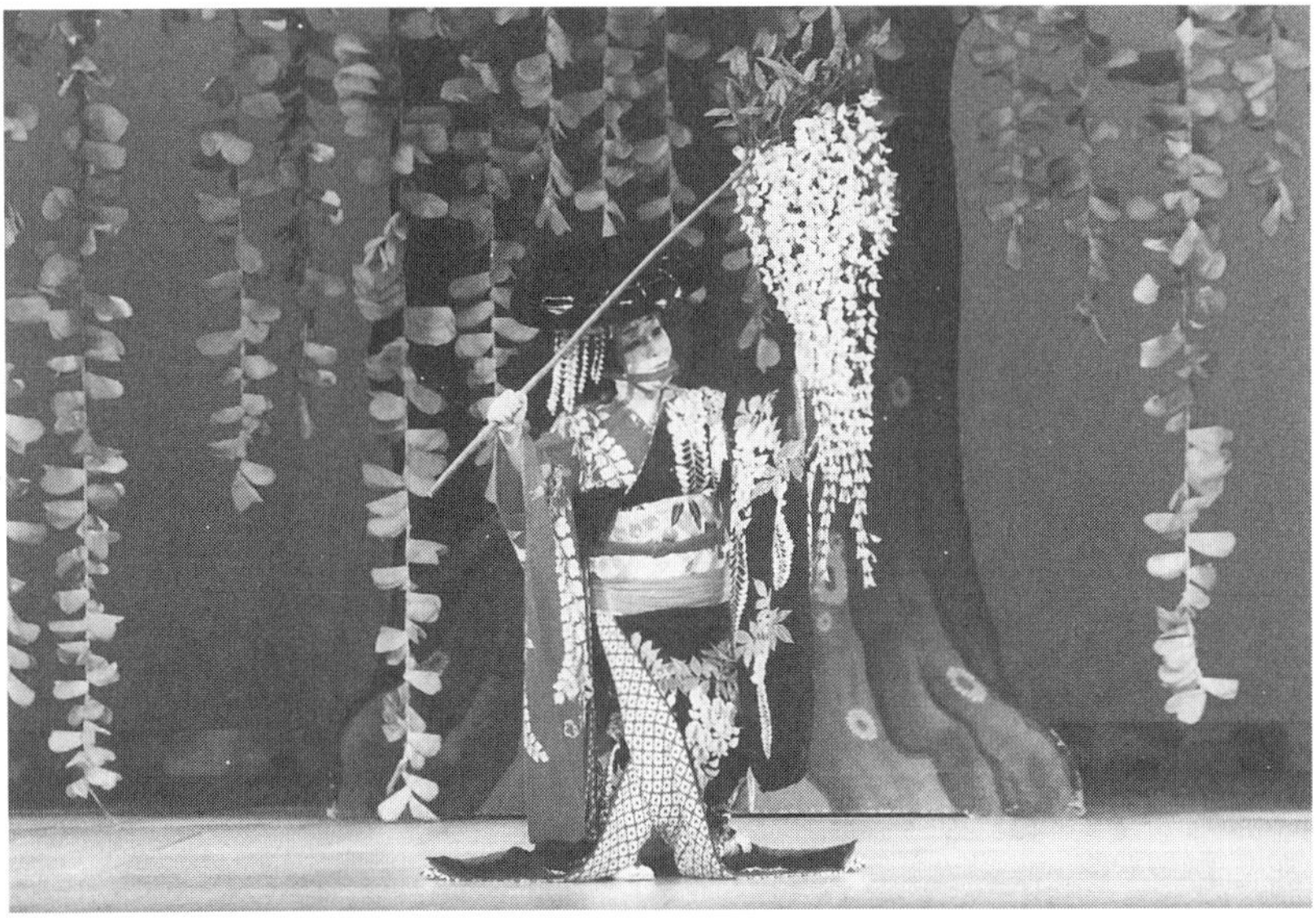

国立劇場で長唄『藤娘』を舞う若柳さん

いぶん快適に過ごせるようになるものだと痛感しました。

通院しながら、このように首伸ばしや生活改善を行っていたところ、最初のズキズキする痛みはすぐになくなり、残った痛みも少しずつ軽くなってきました。そして、二ヵ月たつころには、すっかり痛みが取れたのです。もっと長引くことを覚悟していたので、ありがたい限りでした。それ以来、どこにも痛みは再発していません。

姿勢を改善したおかげか、骨盤《こつばん》のゆがみまで改善されたように感じています。以前は絶えず悩まされていた肩こりまでなくなり、体が軽くなりました。

いまでも、再発予防や健康維持の目的で、竹谷内先生のクリニックには定期的に通っています。つい先日行ったときには、先生から「調子はどうですか」ときかれて、思わず「絶好調です！」と答えました。それくらい快調な日々で、以前はおそるおそるしていた片づけや掃除も、いまでは活動的にでき、重い荷物を持つこともできるようになりました。

七十歳過ぎまで現役を続けてきた私ですが、今回の闘病をきっかけに、今後は運営や後進の指導に専念することにしました。それでも、元気いっぱいでそれらの仕事がこなせることがありがたく、忙しく充実した毎日を過ごしています。

周囲に、腰や首の痛みで「手術を受けようか」と悩んでいる人がいると、「手術はやめなさい！私はしないで治ったのだから」といって、竹谷内先生の本を渡しています。手術なしでも、こんなによくなる方法があること、自分でも努力して治す方法があることを、多くの人に知っていただきたいと思っています。

## 竹谷内先生のアドバイス

若柳さんは、体験手記にも記されているように、最初は腰部の脊柱管狭窄症をきっかけとして来院されました。腰のほうが無事に回復し、経過を見ているなかでの頸椎症の発症でした。

頸椎症を発症する人は、それ以前に腰痛を経験されていることが多いものです。頸椎症と腰痛を起こす要因は、姿勢の悪さなど、共通している点が多いからでしょう。

若柳さんの場合、長年、日本舞踊をなさっていて姿勢はよいほうだったと思いますが、それでも重いカツラによる負担や加齢の影響もあって、ネコ背ぎみになっていたようです。姿勢を改善するための生活上の注意や、首伸ばしなどの頸椎エクササイズに、若柳さんは熱心に取り組まれました。

その結果、わずか二ヵ月ですっかり痛みが取れたのは誠に幸いでした。寝ていてもジンジンとしびれ、痛むほどの頸椎症が、二ヵ月ですっかりよくなったというと、驚く人もいるかもしれません。しかし、適切な治療と生活改善、セルフケアをきちんと行えば、このくらいの期間でよくなるケースは決してめずらしくありません。まずは生活改善とセルフケアだけでも、早めに取り組むことをおすすめします。

体験手記の最後に手術についてふれられていますので、少し補足しておきましょう。

進行した頸椎症では、手術が必要で有用な場合もあります。しかし、一般的に整形外科の医師は、手術以外の治療手段にはあまりくわしくないのが実情です。「手術以外の治療法をじゅうぶんに尽くしたけれども改善せず、日常生活に支障が大きいので手術を受ける」というのならよいのですが、実際には、手術以外の手段が尽くされていないのに手術がすすめられている場合がしばしば見受けられます。

まずは、患者さんも医師も、薬や手術以外の治療法について学ぶ必要があると思います。患者さんとしては、ご自分でもいろいろ調べたり、学んだりしたうえで、医師の話もよく聞いて、手術について検討されるとよいでしょう。

若柳さんは、いまではすっかり症状も取れ、元気に過ごされています。いま、かつての若柳さんと同じ症状を患《わずら》っていらっしゃる人も、希望を持って治療に取り組まれるとよいと思います。

若柳さんは、日本舞踊をなさっているだけあって、病後はいっそう姿勢に気を配られています。人に見られることをなさっているので、結果的に姿勢をよくする意識が高く、早い改善につながりました。姿勢がよいと若く見えるというメリットもありますので、今後もネコ背にならないように気をつけて、ますますお元気でお過ごしいただきたいと思います。

第5章

# もっと知りたい！首の痛みのQ&A

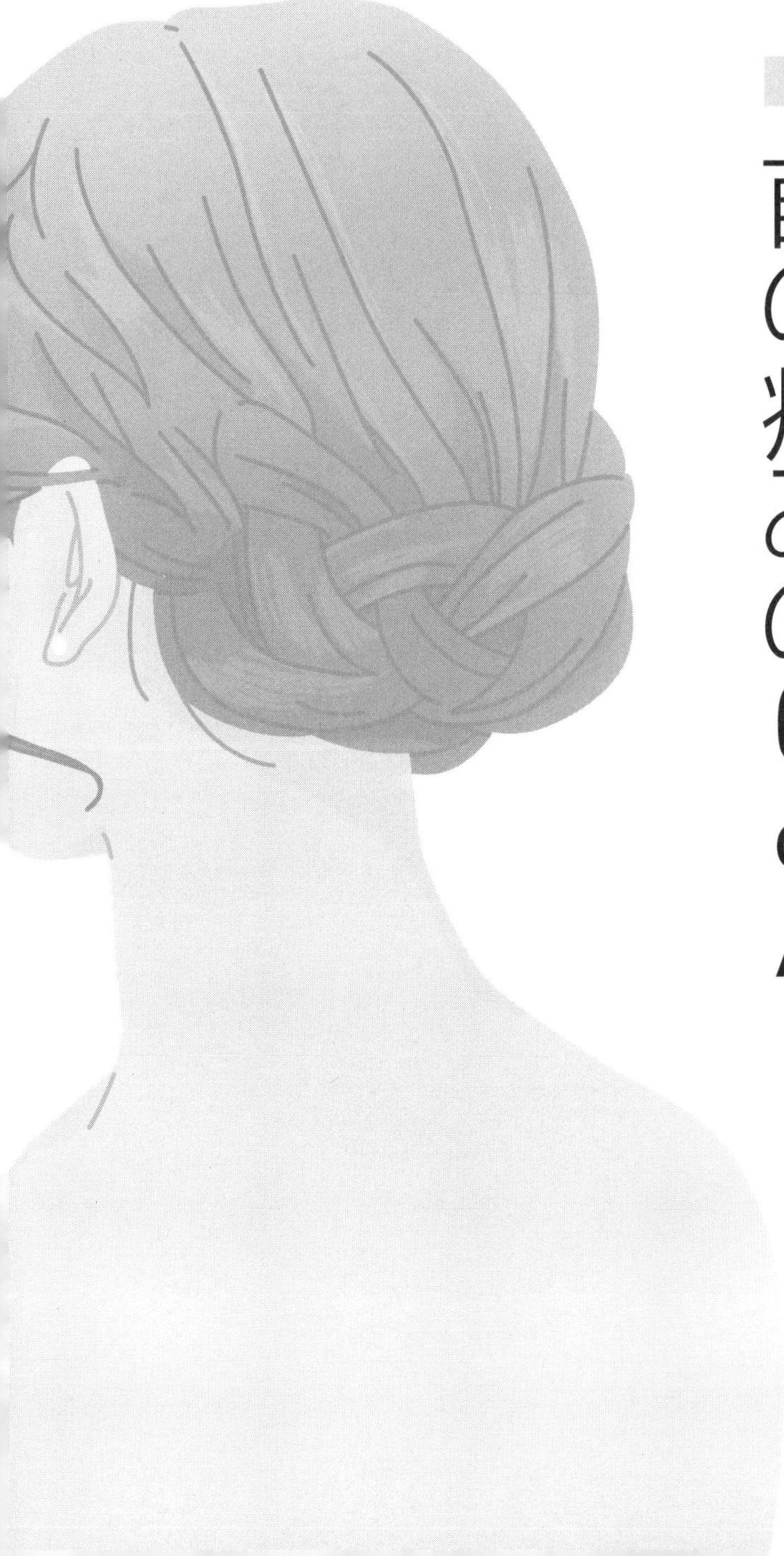

本章では、これまでの章で述べられなかった首の痛みの疑問点について、Q&A方式でお答えします。

## Q1 むち打ち症の痛みにセルフケアは効く？

半年ほど前にむち打ち症になり、それ以来、首の痛みが続いています。むち打ち症の痛みには、本書で紹介されている方法は効果があるでしょうか。

## A1 慢性期にはなんらかの改善に役立つ場合が多いでしょう。

むち打ち症は、追突事故などで、首がムチのしなるような動きをすることによって起こる症状を指す俗称です。正式な病名としては、頸椎捻挫《けいついねんざ》、あるいは外傷性頸部症候群《がいしょうせいけいぶしょうこうぐん》などと呼ばれます。

発症してから一週間くらいの急性期には、安静を保ったほうがよいので、本書の頸椎エクササイズはまだ行わず、様子を見ましょう。しかし、質問者のように月単位で経過を見ても痛みが続いているという場合は、ぜひやってみてください。

むち打ち症の直接的な原因は追突などの交通事故ですが、長引く場合には、もともと頸椎症の傾向があり、事故で悪化したというパターンが多いものです。したがって、本書の頸椎エクササイズは、その部分に効く可能性があります。

ただし、慎重に行い、万が一、痛みが増したら行わないでください。

頸椎エクササイズとともに、生活処方箋（くわしくは97ページを参照）も参考にするとよいでしょう。頸椎症と同じで、悪い姿勢などを続けながらでは、むち打ち症もなかなかよくなりません。

首にやさしい姿勢や習慣を心がけ、自分の体を「より治りやすい環境」に置くことから始めてみましょう。

## Q2 ネコ背がらくなら、そのほうが体への負担が少ないのでは？

本書で紹介されている姿勢より、ネコ背でいるほうがらくに感じます。こういう場合、リラックスすることが大切なら、ネコ背のほうが体への負担が少ないのではありませんか。

## A2 自分がらくに感じるのと、首・肩への負担は違います。

確かに、ネコ背やだらしないかっこうを、私たちの脳はらくだと感じます。

しかし、われわれが感じる「らくさ」と、首や肩への負担の度合いは比例しません。第1章で述べたように、ふだん、五キロもある頭の重さを意識することはありません。われわれの意識が鈍感《どんかん》なだけで、首や肩は、かなりの重さに耐えてがんばっているのです。

このことを簡単に調べる方法を紹介しましょう。できれば、二人で行うとよりわかりやすいのですが、まずは一人でやる方法を述べます。

最初に、首にやさしい座り姿勢（くわしくは98ページを参照）をとってみます。背すじを伸ばしたあとで、背もたれに自然に寄りかかる姿勢です。

このとき、右手を左肩に（もしくは左手を右肩に）当てて首のつけ根や肩の軟らかさを確かめてください。手を当てるときは、できるだけ肩を後ろに引いたまま、自然に当ててください。

次に、首を前に出したネコ背の姿勢をとり、同じように首や肩の軟らかさを確かめます。どうでしょうか。ネコ背のほうが、首・肩がはるかに硬くなることがわかるでしょう。これが第1章で述べた首の「張力《ちょうりょく》」で、頸椎を痛める元凶《げんきょう》といってもよいものです（ただし、こりのひどい人では、もともと硬いのでわかりにくいかもしれません）。

二人で行う場合は、座った人の後ろにもう一人が立ち、両肩にそれぞれ両手を当てます。そして同じように、よい座り姿勢と、ネコ背の姿勢をとり、肩・首の軟らかさを比較してください。

ネコ背などの悪い姿勢に慣れていると、背骨や筋肉が悪い形で固まっているため、初めのうちはよい姿勢がきつく感じたり、つらく感じたりする場合もあります。しかし、気がつくたびによい姿勢に戻し、できるだけ保つように心がけていると、だんだんよい姿勢をらくに保てるようになり、やがてよい姿勢がらくだと感じるようになります。

「見せかけのらくさ」でネコ背を続けていると、やがて首・肩は悲鳴をあげ始めます。そうなる前に、ぜひ、首・肩にやさしい姿勢を心がけてください。そのほうが、見た目も美しく、若く見えるものです。

## Q3 ソファや座イスはどうやっても首に悪い？

座イスは姿勢が悪くなりやすいとのことですが、ソファも同じですか。ソファや座イスを、少しでも首の負担にならないように使う方法はないのでしょうか。

## A3 次善の策として、腰に厚めのクッションを。

第3章でふれたとおり、床に座る生活自体、首への負担が大きくなりやすく、座イスも背中が丸まりやすいのでおすすめできません。また、ソファは、沈みすぎないしっかりしたもので、背もたれの高さがじゅうぶんにあればよいのですが、最近のソファの多くは背もたれが申し訳程度にしかついていないので、これもあまり首によいとはいえません。

しかし、どうしても使いたいときや使わざるを得ないときもあるでしょう。そういう場合は、腰と背中の二点は無理としても、腰だけでもしっかり支えるとよいでしょう。具体的には、折りたたんだバスタオルや薄手のクッションなどを、座った腰や骨盤《こつばん》の後ろにはさみ込みます。できるだけ首や肩の余分な力が抜け、らくになる支え方を探してみましょう。

## Q4　頸椎症以外の腕にしびれを起こす病気は？

頸椎症性神経根症《けいついしょうせいしんけいこんしょう》（くわしくは29ページを参照）以外にも、腕にしびれの起こる病気はありますか。主な病気の種類と、頸椎症との見分け方などを教えてください。

## A4　間違われやすい三つの代表的な病気があります。

腕や手にしびれを起こして、頸椎症性神経根症と間違われやすい病気としては、以下の三つがあげられます。

## ●胸郭出口症候群《きょうかくでぐちしょうこうぐん》

頸椎（背骨の首の部分）から腕に伸びていく神経や、心臓から腕にいく血管が、鎖骨《さこつ》や第一肋骨《ろっこつ》の周辺で、筋肉や骨で圧迫されると腕に痛みやしびれ、だるさなどが生じます。これが胸郭出口症候群です。とくに姿勢や筋肉の張りと関係が深い病気です。

この病気の特徴は、腕全体・手全体がしびれることです。頸椎症性神経根症の場合は、症状が腕に出る場合でも、小指側とか親指側というように、ラインがハッキリしています。さらに、指がしびれる場合は、「この指とこの指」というように、二〜三本の指が限定的にしびれるので、その点が胸郭出口症候群と大きく違うところです。

なお、頸椎症性神経根症は、両腕に起こることもありますが、多くは一方の腕に見られます。胸郭出口症候群は、一方の腕に出ることもありますが、両腕に出ることが比較的多くあります。また、頸椎症性神経根症は四十代以降の中高年に多く、胸郭出口症候群は若い女性に多く発症します。これらの点も見分けるヒントになります。

頸椎症性神経根症と胸郭出口症候群を間違えて診断されていることも多いので、患者さんも見分ける知識を持っておくとよいでしょう。

●手根管症候群《しゅこんかんしょうこうぐん》

手首の手のひら側には、骨と靱帯《じんたい》でできたトンネル状の部分があり、中に腱《けん》と正中神経が通っています。この部分を「手根管」といい、手根管を通る正中神経がなんらかの原因で圧迫されて、親指、人さし指、中指の三本の指と、薬指の一部にしびれが起こるのが手根管症候群です。

手根管症候群の特徴は、しびれるのが指だけで、腕や手のひらには症状が出ないことです。また、寝ているときに無意識に手首が曲がったままになって、指がしびれて目が覚めるというのも特徴です。ちなみに、手首が曲がらないようなサポーターをして寝ると、この夜間のしびれを防ぐのに役立ちます。

手根管症候群も頸椎症性神経根症と間違えて診断されやすい病気です。

●肘部管症候群《ちゅうぶかんしょうこうぐん》

ひじの少し内側を不意にぶつけて手がしびれた経験を持つ人は多いでしょう。ひじのこのあたりが肘部管と呼ばれ、そこを尺骨神経《しゃっこつしんけい》が皮膚の真下に走っています。肘部管のあたりで、尺骨神経が圧迫されたり引っぱられたりすると、指や腕にしびれが起こるのが肘部管症候群です。

この病気の特徴は、手と腕の小指側がしびれることです。症状が出るのは、小指と薬指、およびひじから先の腕の小指側と決まっています。

頸椎症性神経根症でも、圧迫される神経によっては、同じように小指側がしびれるので、その場合は区別がむずかしくなります。

しかし、肘部管症候群には、ひじを長い間曲げていると手のしびれが増すという特徴もあります。やはり、寝ているときに無意識にひじが曲がったままになり、目が覚めると小指や腕がしびれて目が覚めることがあります。また、小指と薬指のマヒを伴《ともな》う場合もあるので、こうした点が見分けるポイントになります。

いずれにしても、腕や手のしびれが起こったら、早めに整形外科で受診し、原因を確かめましょう。

## Q5 カイロプラクティックを受けてみたいのですが。

カイロプラクティックを受けたいと思いますが、遠方で竹谷内《たけやち》先生のところには行けません。どのようにして選べばよいでしょうか。

A5

## 日本カイロプラクターズ協会が認定している治療院だと安心です。

通常のカイロプラクティック治療を受ける場合には、日本のカイロプラクティック業界の代表団体である日本カイロプラクターズ協会が認定している治療院であれば安心でしょう。ホームページ（http://www.jac-chiro.org/）をご参照ください。全国の認定オフィスが紹介されています。

ただし、本書で紹介している内容には、私独自のエクササイズや考え方が多く含まれています。ほかのカイロプラクティックオフィスでも、私の医院と同じ治療や指導が受けられるわけではありませんので、その点をご了承ください。

# おわりに――家庭療法で根本に近いケアを

私は整形外科医ではありますが、診療の中で、「カイロプラクターでよかったなあ」と心から思える場面があります。それは、治りにくい首の痛みや腰の痛みを抱え、「どこに行っても治らない」「どうしたらいいのかわからない」と嘆き、困っていた患者さんたちに、「本当にらくになりました」と笑顔でいっていただけるときです。薬には痛みを抑え込む作用がありますが、カイロプラクティックは、患者さんの悪化した体そのものを改善して痛みを取ることができるので、喜びが大きいのです。

ただ、そういうときにはうれしく思うと同時に、「もっとカイロプラクティックについての正しい知識と情報が広まってくれればなあ」と、歯がゆい思いもします。本来、そうなっていれば、嘆き、困る前に、救われる患者さんたちがおおぜいいらっしゃるからです。

とはいえ、カイロプラクティックにかかわる国のシステムや人々の意識が変わるまでには、まだしばらく時間がかかるでしょう。そこで、いま首の痛みで困っておられる人たちのお役に立てればという思いで作ったのが本書です。

カイロプラクティックそのものは、きちんと技術を修得したカイロプラクターによってなされなければなりませんが、その手法や考え方を家庭療法にいかすことはできます。それが、本書で紹介した頸椎《けいつい》エクササイズであり、生活処方箋です。

多くの病気にいえることですが、治療でよくなるかどうかは、綱引きのようなものです。すぐれた治療法を用いれば、治癒《ちゆ》へ向かってプラス方向に引っぱられますが、一方で、病《やまい》を悪化させる習慣を続けていたのでは、マイナスに引っぱられて、すぐれた治療も焼け石に水となります。

糖尿病の人が治療を受けながら、甘い物を食べ続けていたのでは治らないことは、誰でもよくわかるでしょう。首の痛みでいえば、ネコ背などの悪い姿勢、同一姿勢でパソコン作業を長く続けることなどは、糖尿病の甘い物に匹敵します。

しかし、そこに何も気を配らないまま、「薬で痛みを抑え、悪化したら手術」というのが、現在、整形外科で広く行われている治療法です。応急処置的に、薬で痛みを取ることも重要ですが、それは病気の根本を治す治療ではないことを知ってください。

整形外科にかかるとしても、本書にあるような頸椎エクササイズや生活処方箋を併用することで、薬で痛みを抑えながら根本に近いケアができます。首の痛みを抱えておられる人は、一読するだけでなく、ぜひ本書を身近に置いて、継続的な生活改善やケアのヒントにしていただけたらと思います。

二〇一四年、秋涼

著者記す

## 参考文献

『首・肩の激痛、腕のしびれが消える！らくらく3分頸椎症改善ストレッチ』竹谷内康修監修　宝島社
『腰痛を根本から治す』竹谷内康修著　宝島社
『整形外科　外来シリーズ5　頸椎の外来』菊地臣一編集　メジカルビュー社
『標準整形外科学』第6版　寺山和雄ほか監修　真興社
『今日の整形外科治療指針〈第4版〉』二ノ宮節夫ほか編集　医学書院
『オーチスのキネシオロジー　身体運動の力学と病態力学』原著第2版　山﨑敦、佐藤俊輔、白星伸一、藤川孝満監訳　ラウンドフラット
『筋骨格系のキネシオロジー』原著第2版　嶋田智明、有馬慶美監訳　医歯薬出版

竹谷内康修（たけやち・やすのぶ）
竹谷内医院院長、整形外科医、カイロプラクター。東京慈恵会医科大学卒業後、福島県立医科大学整形外科に入局。３年間臨床に携わる。2003年、米国ナショナル健康科学大学に留学。06年、同大学を首席で卒業。帰国後、都内にカイロプラクティック専門のクリニックを開設。腰痛、肩こり、首の痛み、腰部脊柱管狭窄症などの治療に取り組む。テレビ、新聞、雑誌など多数のメディアで健康情報をわかりやすく解説している。主な著書に『腰痛を根本から治す』（宝島社）、監修本に『首・肩の激痛、腕のしびれが消える！らくらく３分頸椎症改善ストレッチ』、『腰の激痛・しびれが消える！脊柱管狭窄症　驚異の2分ひざ抱え体操』、『腰痛を治す本』（いずれも宝島社）がある。祖父、父は日本のカイロプラクティックのパイオニア。
竹谷内医院のホームページ（http://www.takeyachi-chiro.com/）

■ビタミン文庫
「首の痛み」は自分で治せる

平成26年９月21日/第１刷発行

著　者　竹谷内　康　修
発行者　梶　山　正　明
発行所　株式会社マキノ出版

〒113-8560　東京都文京区湯島2-31-8
☎03-3815-2981　振替00180-2-66439
マキノ出版のホームページ　http://www.makino-g.jp

印刷所　株式会社平河工業社
製本所　株式会社フォーネット社



ISBN978-4-8376-1267-4

●●●マキノ出版　ビタミン文庫●●●

# 今あるガンが消えていく食事
# 余命宣告からの生還

三愛病院医学研究所所長
西台クリニック院長
済陽高穂

胃、肝臓から前立腺、
卵巣のガンまで消えた

1400円

# 潰瘍性大腸炎は
# 自分で治せる

西本クリニック院長
西本真司

難病を制覇した医師と
患者103人の記録

1300円

# 耳鳴り・難聴を治す本

東京厚生年金病院耳鼻咽喉科部長
石井正則／監修

最新治療法から民間療法まで
専門家が詳細に解説！

1300円

# 「鼻の横を押す」
# と病気が治る

萩原カイロプラクティック院長・柔道整復師・鍼灸師
萩原秀紀
くどうちあき脳神経外科クリニック院長
工藤千秋／監修

脳内の酸素量が増し
自然治癒力が高まる！

1300円

# 100歳まで絶対ボケない
# 「不老脳」をつくる！

銀座内科・神経内科クリニック院長
霜田里絵／監修

人生を左右する
「脳のアンチエイジング」

1333円

脳神経外科医が考案した
超健康になる「顔もみ療法」

ナガタクリニック院長
長田裕

自律神経の調整ポイントは
「顔」だった

1300円

腰・股・膝の痛みは
テニスボール1個で消える

さかいクリニックグループ代表
酒井慎太郎

予約殺到の
ゴッドハンドが教える秘術

1300円

ひざ痛の97%は
手術なしで治せる

戸田リウマチ科クリニック院長
戸田佳孝

体操とインソールで治す
「戸田メソッド」

1300円

側弯症は治る!

大塚整体治療院院長
大塚乙衛
青木整形外科院長
青木晴彦/監修

3500人のゆがみが取れた
驚異のエクササイズ

1300円

外反母趾は
包帯1本で治せる

日本医科大学武蔵小杉病院整形外科部長
青木孝文

大学病院の専門家が考案した
画期的セルフケア

1300円

※消費税が別に加算されます。